2時間でできる 教師のための 心肺蘇生法トレーニング

田中秀治 編著

大修館書店

学校教育で心肺蘇生法を学ぶ意義

　平成20年度は，ほぼ10年サイクルで見直しがなされる学習指導要領改訂の時期と重なっている。学校教育をめぐる今日的な課題の改善を学習指導要領の改訂で図ることになるが，現在の学校は，学力・体力低下，不登校，いじめなど，様々な課題を抱えている。いわば，子どもたちの「あたま，からだ，こころ」に注意信号が点滅している状態である。これらに加えて，子どもたちをめぐって共通的に解決が求められる事柄がある。それは，生活習慣の乱れやコミュニケーション力の不足，テレビゲームに代表されるバーチャルな体験の過多などである。

　このように複雑に絡み合う課題の解決策を見いだすのは容易なことではないが，その解決策には以下のような視点が求められよう。

　①自分や家族，仲間などの存在を肯定的に認める。
　②知的な学び，仲間との協同的な学びにつながっている。

　こうした視点を考慮すると，バーチャルな体験ではなくて，具体的な体験を通して学んでいく活動や仲間と共に学んでいく活動が重要になってくる。そして，その代表的な内容の1つに「心肺蘇生法」があると思われる。

　この「心肺蘇生法」は，子どもたちが直接「命」と向き合いその大切さを理解することと，その「命を助けるための具体的な技術」を仲間と共に学びながら獲得していくことが特徴である。

　学校教育の中で，特に教科体育での「心肺蘇生法」は中学校以降の保健学習での扱いが学習指導要領に示されているが，小学校段階からの取り組みも今後は期待される。例えば，保健領域の発展的な内容としての扱いや総合的な学習の時間での扱いなどである。私は，ある小学校で「心肺蘇生法」の学習を参観したことがある。周到に準備された内容や従前とは格段に進歩した「一人に一つの心肺蘇生訓練人形」などに，小学校での学習の可能性を強く感じることができた。また，近年のスポーツ活動時の心肺機能トラブルの多発も，「心肺蘇生法」の技術習得が小学生から必要であることを物語っている。

　自分や家族，仲間の「命」と直接向き合い，その命を救うことの大切さや難しさを学ぶ体験をぜひ多くの子どもたちに味わってもらいたいと思う。

国士舘大学　池田延行

目次

学校教育で心肺蘇生法を学ぶ意義 iii

第1章 心肺蘇生法教育の目的 1

1 学校教育における心肺蘇生法普及の意義 1
(1) 学校内における心肺蘇生法の必要性と根拠 1
(2) 学校教育におけるライフスキルトレーニングとBLSの持つ役割 2
(3) 海外におけるバイスタンダー教育の現状 3
(4) 我が国のバイスタンダー教育の現状 5
(5) 日本の学校教育におけるBLS教育の現況 6
(6) 学校でBLSを教える必要性・意義 9

2 バイスタンダーの必要性 13
(1) 我が国のバイスタンダー育成の現状 13
(2) 学校内でのバイスタンダーの必要性 13
(3) 救命の連鎖とは 15
(4) 社会的システム（PADプログラム）構築の必要性 17

3 学校における心肺蘇生法教育（「命の教育」）の目的と効果 19
(1) 「命の教育」の重要性とその目的 19
(2) 「命の教育」の実践方法 20
(3) 心肺蘇生法に期待される教育的効果 21

第2章 心肺蘇生法トレーニングの意義とその内容 23

1 小学校低・中学年（1〜4年）への心肺蘇生法トレーニング 24
(1) 小学校低・中学年に心肺蘇生法を教える意義とその根拠 24
(2) 小学校低・中学年の心肺蘇生法実技の評価 27

（3）小学校低・中学年への心肺蘇生法授業案 …………………… 28
　　（4）資料：DVD教材を使った授業「大切な命を助けるために
　　　　　　　～私たちにできること～」ディスカッションのポイント …… 30

2 小学校高学年（5・6年生）への心肺蘇生法 …… 33
　　トレーニング
　　（1）小学校高学年に心肺蘇生法を教える意義とその根拠 …………… 33
　　（2）BLS授業の目的とねらい …………………………………… 33
　　（3）小学校高学年への心肺蘇生法授業案 ………………………… 35
　　（4）まとめ ……………………………………………………… 38

3 中学生への心肺蘇生法トレーニング …………… 39
　　（1）中学生に心肺蘇生法を教える意義とその根拠 ………………… 39
　　（2）BLS授業の目的とねらい …………………………………… 40
　　（3）中学生への心肺蘇生法授業案 ……………………………… 41

4 高校生への心肺蘇生法トレーニング …………… 45
　　（1）高校生へ心肺蘇生法を教える意義とその根拠 ………………… 45
　　（2）BLS授業の目的とねらい …………………………………… 46
　　（3）高校生の心肺蘇生法実技の評価 …………………………… 51
　　（4）まとめ ……………………………………………………… 51

5 大学生への心肺蘇生法トレーニング …………… 53
　　（1）大学生へ心肺蘇生法を教える意義と根拠 …………………… 53
　　（2）学習の到達目標 …………………………………………… 53
　　（3）大学生の心肺蘇生法実技の評価 …………………………… 55

6 社会人への心肺蘇生法トレーニング …………… 57
　　（1）社会人に対するBLS教育の現状 …………………………… 57
　　（2）社会人へのBLSトレーニング ……………………………… 57
　　（3）学習の到達目標と評価 ……………………………………… 58
　　（4）日本赤十字社で行われている講習会 ………………………… 59
　　（5）消防機関で行われている講習会 …………………………… 59

第3章　心肺蘇生法トレーニングQ＆A ……65

1　心肺蘇生法を指導する際のポイント …………………… 65
(1) 講習会開催にあたって ………………………………… 65
(2) カリキュラムの準備 …………………………………… 65
(3) 講習会中の注意点 ……………………………………… 66
(4) 講習会のクオリティー管理について ………………… 68
(5) 具体的な実技指導方法 ………………………………… 68
(6) 指導者としての注意点 ………………………………… 70
(7) 実技指導の進め方 ……………………………………… 72

2　児童生徒に対する心肺蘇生法指導のポイント ………… 76
(1) BLS実技指導における留意点―初めてBLS授業を行う時に― ………… 76
(2) 心肺蘇生法の実技と進行例 …………………………… 80

3　簡易型心肺蘇生法人形を用いたBLS・AEDを指導する際のポイント …… 89
(1) DVDの再生によるBLSの指導例 …………………… 89
(2) 簡易型心肺蘇生法人形による実技指導例 …………… 90
(3) 一時救命処置の実技指導 ……………………………… 92
(4) 終了後の簡易型心肺蘇生法人形の片付け,保管方法 ………… 101

4　心肺蘇生法についてのQ＆A …………………………… 102
(1) BLSの手技への質問と回答例 ………………………… 102
(2) BLS講習への質問と回答例 …………………………… 112
(3) BLS講義の展開に関する質問と回答例 ……………… 114
(4) その他の質問と回答例 ………………………………… 115

付録　応急手当から考える"命"の教育　　117
索引　　126
執筆者一覧　　129

第1章 心肺蘇生法教育の目的

1 学校教育における心肺蘇生法普及の意義

（1）学校内における心肺蘇生法の必要性と根拠

　我が国では，心臓突然死が年間4万～4万5千件近くとされ大きな社会問題となっている（13ページ参照）。心臓の突然停止から人を救命するための「迅速な通報」「迅速な心肺蘇生（Cardio Pulmonary Resuscitation：以下CPR★と記す）」「迅速な除細動」「迅速な二次救命処置」の4つが「救命の連鎖」（15ページ参照）といわれ，この一連の救命活動が円滑に行われなければ，心停止からの社会復帰は望めない。この「救命の連鎖」の1つでも欠落または遅延すると，救命は困難である。

　特に，心臓発作等に伴う突然の心停止の場合には，時間経過に伴う病態の悪化は迅速であり，3分間放置すれば脳は酸素欠乏により致命的な障害を受けるとされている。また心停止時の心室細動には自動体外式除細動器（Automated External Defibrillator：以下AED★）による除細動が最も有効な治療手段であり，AEDによる処置が1分遅れるごとに救命率は7～10%減少する（図1-1）。

　しかし日本では，救急車が119番通報の覚知から現場に到着するまで平均6.5分といわれ，しかもこれは救急車出場から現場到着の時間である（図1-2）。傷病者がVF★となり，119番通報され，消防本部で受信し出場するまでに数分を要し，さらに救急隊が現場到着し傷病者接触，除細動を施すまでにはさらに数分かかる。よって救急車が到着し除細動を実施するまで10分をゆうに超え，救命処置を施しても救命率はかなり低くなることが予想される。またこの時間は年々延長しており，ますます救命処置が実施できる人（バイスタンダー★）の育成が必要である。同様に学校内においても，突然の

★CPR
Cardio Pulmonary Resuscitationの略で心肺蘇生法のこと。反応の確認，応援の要請，呼吸の確認，胸骨圧迫，人工呼吸，AEDの使用を含む一連の蘇生処置をいう。

★AED
Automated External Defibrillatorの略。自動体外式除細動器のこと。心室細動を感知し，自動的に除細動を行うもの。

★VF
Ventricular Fibrillationの略で，心室細動のこと。心臓が細かくふるえ，心拍出が全くない状態。早期にふるえを取る除細動が第一の治療。

★バイスタンダー
倒れた人のすぐそばで応急手当を行い得る人のことを指す。救急隊員などの到着前に一次救命処置を行うことから，バイスタンダーの増加は救命率の向上に寄与すると期待されている。

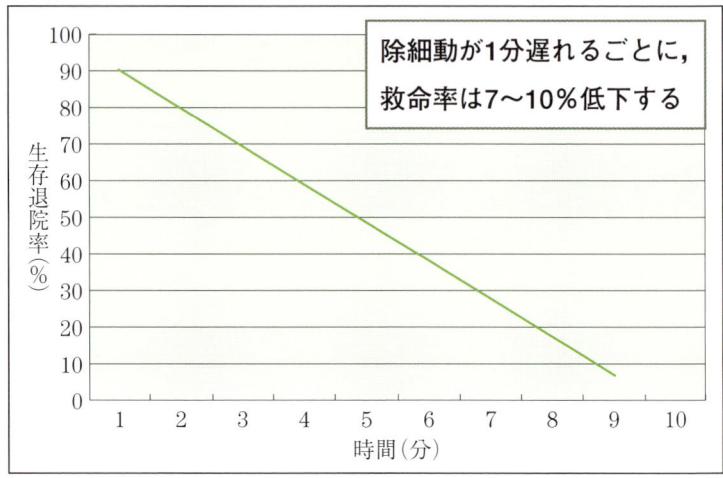

図1-1 除細動実施時間と生存退院率

除細動が1分遅れるごとに，救命率は7〜10％低下する

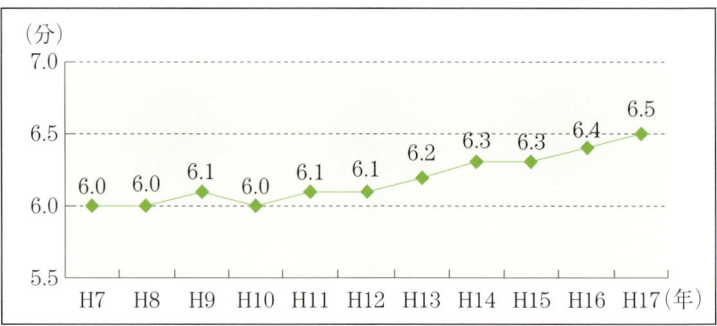

図1-2 救急車の現場到着所要時間と推移
（総務省消防庁「平成17年度 救急・救助の現況」2006）

心停止ではそばで目撃した人が救命の鍵を握っており，救急隊到着前までの応急手当が不可欠である。学校内のBLS*教育を啓発していく必要がここにある。

(2) 学校教育におけるライフスキルトレーニング*とBLSの持つ役割

1994年，世界保健機関（World Health Organization：以下WHO）精神保健部局は，青少年に対するライフスキルトレーニングの必要性を勧告した。ライフスキルとは「日常生活で生じるさまざまな問題や要求に対して，建設的かつ効果的に対処するために必要な能力」

★BLS
Basic Life Supportの略で，一次救命処置。CPRと同義語。一次救命処置には以下の3つが含まれる。
・心肺蘇生（CPR）
・AEDを用いた除細動
・気道異物除去

★ライフスキルトレーニング
1994年，WHOが後進国の教育の荒廃を改善すべく提案したもの。生きていく上での基本的能力を意味し，コミュニケーション能力や対人関係スキルの確保，ストレスへの対処などが必要であるとしている。

と定義されている。とくに中核的なスキルとして，意思決定，問題解決，創造的思考，批判的思考，効果的コミュニケーション，対人関係スキル，自己意識，共感性，情動への対処，ストレスへの対処が挙げられている。WHOでは，このライフスキルトレーニングを学校教育の課程に導入することを推奨している。その理由は，青少年期で学ぶライフスキルトレーニングが心の健康や健康的な人間関係構築の基礎となり，現代社会において世界各国で問題となっている薬物乱用や，逸脱した性行為，虐待，自殺などを防ぐことが可能であるからである。

　BLS教育は，問題解決型学習としてライフスキルトレーニングを実践しうるものと考える。数人の友人と協働してBLSを実施し，他人との効果的なコミュニケーションをとる手法を，ロールプレイングにてBLSを学習することが可能である。樫村らの研究ではBLS授業が小学生の「BLS実技に対する自信」，「家族，友人の命に対する認識」に何らかの心情の変化を与えている可能性が示されており，BLS授業は，小学生にBLS技術を提供するだけではなく，教育と実践を通じて人格形成に役立つ可能性があることを示唆している。BLSに関する医学的知識と心肺蘇生，ロールプレイングという体験を通じて学習できているという実感を共有することができ，日本でもそうした体験共有と達成感の確保により，BLS授業を受けた小中学生の反応はすこぶるよい。

（3）海外におけるバイスタンダー教育の現状

　一般市民による応急手当の重要性については，アメリカで強く提唱され普及が図られてきた。アメリカでは1960年代，病院に到着する前の心疾患による死亡者が年間30万人にも達し，これをいかに救命するかという観点から一般人によるCPR教育が始められた。1960年代の「ドリンカー救命曲線★」の発表と相俟って，アメリカ全国科学アカデミーが一般市民に対してCPR教育普及の勧告を行った結果，救急医療専門家の協力と，政府や専門医学会の助言や評価を基に，CPR教育は全国的普及へと進展した。

　一方，成人へのBLS教育だけでなく，学童を対象とするBLS教育

★**ドリンカー救命曲線**
ドリンカー博士が提案した，蘇生に関する処置と時間経過の相関を示したもの。79ページ参照。

★**国際ガイドライン2000**
2000年に提案された心肺停止傷病者へのプロトコールを5年ごとに改正し，より蘇生率を高めようとするもの。現在はガイドライン2005のプロトコールを用いる。

も検討され1960〜70年代から開始されている。この潮流は社会的支持を受け，1986年にアメリカ小児学会は14歳から18歳へのBLS教育を提唱した。1990年代以後はアメリカ，イギリス，カナダなどを中心に学校への導入が続いた。対象年齢は高校生が多いが，中学生，小学生に対する講習も行われてきた。

　1990年代に実施された研究から学校内でBLSを教えることの有用性が認められ，1998年，アメリカ心臓協会はアメリカにおける学校でのCPRについて大規模評価を開始した。国際ガイドライン2000★会議の専門家は，「初等教育方針」として学校内CPRプログラムの開発を強く勧告した。その理由として，心停止の70〜80％は家庭内で発生すること，家庭内には青少年がいることが多いこと，学童期の主な死因が溺水・窒息・故意ではない障害などで，これらはCPRを実施することで救命可能なものであること，などを挙げている。

　これらの根拠を基に欧米諸国では，主に北欧地域の中学校，高等学校の保健体育の授業においてBLS教育が展開され始めた。

　ノルウェーでは1961年から学校教育で人工呼吸の指導が必須項目として取り入れられた。この時期，人工呼吸の学校教育への導入を通して2つの知見が得られた。1つは「児童は心肺蘇生法を十分に行うことができる」，もう1つは「口対口人工呼吸トレーニングは大変重要である」というものである。この報告では，トレーニングマネキンを使用し人工呼吸を練習すると，児童の70％が人工呼吸をできるようになったとされた。また，それまで問題になっていた海岸での溺水死が劇的に改善され，救命例が増加したこともこの普及に拍車をかけた。

　1980年代にノルウェーのスタバンガーで「スタバンガーキャンペーン」と呼ばれる，心肺蘇生教育に対する大きな取り組みが行われた。地域の病院，赤十字，ファーストエイド団体，学校関係者が協力し，多くの市民へ3時間のCPRコースを提供した。そこでは25の学校がトレーニングサイトとなり，効果性と一貫性を確実にするために，新しいコースプログラムが開発された。はじめに新しいコースの指導者を育成するため300人ものインストラクター幹部，教師，医師，看護師が育成された。この時キャンペーンに参加した

表1-1　ノルウェーにおけるBLS学校教育の現況

学校種	学習内容
幼稚園	「危険とけが」「簡単なファーストエイド」
小学1年生	「反応の確認」
小学2年生	「気道確保」「凍傷」
小学3年生	「呼吸の確認」「熱傷」
小学4年生	「回復体位」「中毒」
小学5年生	「小児への人工呼吸」「出血と創傷」
小学6年生	「小児の窒息」「骨折」
中学1年生	「小児のCPR」「凍傷」
中学2年生	「成人の胸骨圧迫」「痙攣と目の損傷」
中学3年生	「成人のCPR」「頭部外傷と頸部の損傷」

　学校教師はその後も継続してCPRプログラムを指導し，これをきっかけに地方の学校教育当局が地方の健康当局と共に国の教育当局へ働きかけていった。その後ノルウェーの学校教育の中で「BLS教育」は必須項目となった。この動きはノルウェーにとどまらず隣国スウェーデンにも影響を及ぼしていった。

　現在のノルウェーでは「ランダバーグモデル」という，ノルウェー南部ランダバーグという街で作成されたカリキュラムが国家健康当局に高く評価され推奨されている。幼稚園児から11年間かけて計画的に子どもたちにBLS教育，ファーストエイド，水難救助法を教えている。特徴的なのは「児童の年齢（理解力）に応じて教える内容を年々高めていく」という手法をとっていることである。幼稚園児では「危険とけが」「簡単なファーストエイド」について学ぶ。小学1年生では，意識がない人を見つけたら「反応（意識）の確認」を行うことに始まり，中学3年生では「成人のCPR」「頭部外傷と頸部の損傷」を学ぶ（表1-1）。このように，毎年学ぶ項目を増やすことにより各学年の繋がり・連続性を持たせ，長期的視野からBLS教育を行っている。また技術だけでなく，モチベーション・動機付けを知識と合わせて指導している。

（4）我が国のバイスタンダー教育の現状

　平成5年度（1993）救急振興財団は，救急隊の応急処置とともに

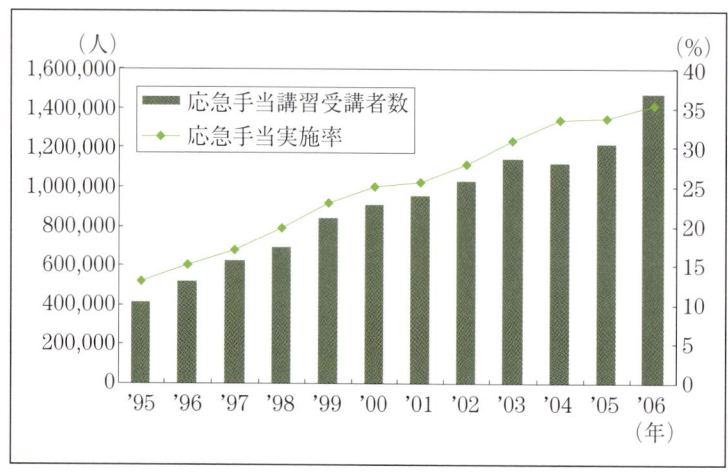

図1-3 応急手当講習受講者数と心肺蘇生傷病者に対する応急手当実施割合の推移
（総務省消防庁「平成18年度版 救急・救助の現況（速報）」2007）

　真のプレホスピタル・ケアは一般市民の応急手当に始まるとの観点から，「応急手当の普及啓発活動あり方検討会」による報告書をまとめた。これを受けて消防庁は，平成5年3月「応急手当の普及啓発の推進に関する実施要綱」を制定し，都道府県へ通達した。これにより，消防機関が行う普及業務は全国統一された内容になり，本格的に推進されることになった。消防機関で応急手当の講習を受けた人間は，年々増加の一途をたどっている（図1-3）。

　また，警視庁は平成5年に道路交通法を改正した際，運転免許取得時に「応急救護処置講習」を義務づけた。これにより，各教習所における応急救護処置講習受講者は，年間200万人を超えている。

(5) 日本の学校教育におけるBLS教育の現況

　日本でも，18歳以上の成人を対象としたBLS講習会は，日赤，消防組織，NPO組織などで行われ，受講する機会は比較的数多く作られている。しかし，学校教育におけるBLS教育は文部科学省が主体となって進められてきたが，未だ有効な方法となっていない。

　文部科学省の取り組みとしては，平成6年より日本体育・学校健康センター（現日本スポーツ振興センター）を介して，都道府県教育委員会に小学校・中学校・高等学校の教師を対象に心肺蘇生法講

習会を指導することを勧告，学校における応急手当の指導要領はその都度改訂を繰り返してきたが，平成6年の学習指導要領改訂によって実技による応急手当を教育課程に取り入れることが改めて示された。

中学校では保健体育科の中で，応急手当を行うことによって何らかの傷害を防止できることの理解を目的とし，人工呼吸，止血法，包帯法などが科目の内容として挙げられた。高等学校では保健体育科の中で必要に応じて実習を行うこととされた。このようにして，中学校，高等学校への応急手当の普及は保健体育の授業内に組み込まれる形で広められることになった。しかし，平成9年の東京消防庁救急業務懇話会専門部会の調査によると，カリキュラムの中で心肺蘇生法の教育を行っている高校は全体の約半数に過ぎず，文部科学省の指導にもかかわらず，現場ではその重要性が必ずしも認識されているとは言いがたい現状であった。

この後，平成14年度の学習指導要領の改訂により，学校教育に応急手当の教育がさらに取り入れられることとなった。高等学校の学習指導要領解説では応急手当について「必要に応じて実習を通じて理解させる」とした部分の「必要に応じて」を削除し，実習が必須となった。中学校の学習指導要領解説には「気道確保と口対口人工呼吸など」と記載され，「など」に含みをもたせ胸骨圧迫も学んでよいこととされた。また小学校での学習指導要領では急変時への心構えを教えるべく「簡単なけがの手当」が新規に導入された（表1-2）。

こうした平成14年度の学習指導要領の改訂により，学習項目にBLSの実技が含まれたが，カリキュラムの中におけるBLS教育の外部実技講習実施状況について調査を行った結果，東京都内の高校生総数のうち約2.6％，中学生は同じく約0.3％，小学生は0％であった。さらに街頭で義務教育内におけるBLS教育について無作為にアンケートを実施したところ，確かに知識量は最近の学生が多い傾向が認められるものの，十分に技術が定着していないことが判明した。現在，心肺蘇生法教育を再考する時期に来ているといえる。

表1-2 学習指導要領における傷害の防止,応急手当に関する記載内容（抜粋）

小学校保健領域	中学校保健分野	高等学校科目「保健」
(1) けがの防止について理解するとともに,けがなどの簡単な手当ができるようにする。	(3) 傷害の防止について理解を深めることができるようにする。	(1) 現代社会と健康 　我が国の疾病構造や社会の変化に対応して,健康を保持増進するためには,ヘルスプロモーションの考え方を生かし,人々が適切な生活行動を選択し実践すること及び環境を改善していく努力が重要であることを理解できるようにする。
ア　交通事故,学校生活の事故などによるけがの防止には,周囲の危険に気付いて,的確な判断の下に安全に行動することや環境を安全に整えることが必要であること。	ア　自然災害や交通事故などによる傷害は,人的要因や環境要因などがかかわって発生すること。また,傷害の多くは安全な行動,環境の改善によって防止できること。	エ　交通安全 　交通事故を防止するためには,車両の特性の理解,安全な運転や歩行など適切な行動,自他の生命を尊重する態度及び交通環境の整備などが重要であること。また,交通事故には責任や補償問題が生じること。
イ　けがをしたときなどは,速やかに手当をする必要があること。 　また,簡単な手当ができること。	イ　応急手当を適切に行うことによって,傷害の悪化を防止することができること。	オ　応急手当 　傷害や疾病に際しては,心肺蘇生法などの応急手当を行うことが重要であること。また,応急手当には正しい手順や方法があること。

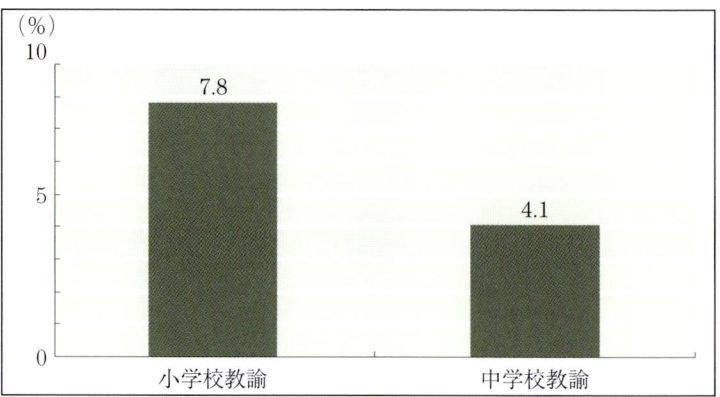

図1-4 都内の学校教諭におけるBLS受講率

表1-3　学校教育にBLSを取り入れにくい理由

1. 日程調整が難しい
2. 1回の受講人数が限られる
3. 指導する教材がない
4. 学習を行う理由や優先度が低い
5. 規定の180分カリキュラムは授業時間で行いにくい
6. 指導教員の指導力不足

　一方，教諭の受講は都内の学校教諭総数のうち3.9％，中学校教諭は4.1％，小学校教諭は7.8％であった（図1-4）。また，平成11年に普通救命講習会などを受講した中学校26校，高等学校74校，計100校に受講動機についてヒアリング調査が行われた。調査によると，「消防署からの働きかけ」が42％であったのに対し，保健体育の授業としては9％であった。これらから，東京都内の学校内におけるBLS教育は十分に実施されておらず，全国的にも同様に指導者を含めた指導体制が十分に整備されていないことが判明した。

　このようなBLS教育の現状に対して「中・高等学校における救命講習会の検討」にて武藤らは，表に示す6つの阻害要因を挙げている（表1-3）。

(6) 学校でBLSを教える必要性・意義

　今まで学童期から成人期まで一貫した救命講習会は存在しなかった。その理由は，学校内事故の多くが軽症傷病者であり，突然の心肺停止傷病者の発生率は少ないことから教える必然性に迫られなかったと思われる。

　たとえば，平成11年中に東京消防庁管内で発生した，小・中・高等学校における救急車による搬送人員は2,097人であった。このうち軽症・中等症が98.7％を占め，重症・重篤者は合わせてわずか1.3％であった。さらに人工呼吸・心肺蘇生を受けた人員は6人0.3％である。学校内に限ってみる限り外傷を中心とした軽症傷病者が多く，心肺蘇生法を必要とするような心肺停止傷病者は確かに少ない（図1-5，図1-6）。

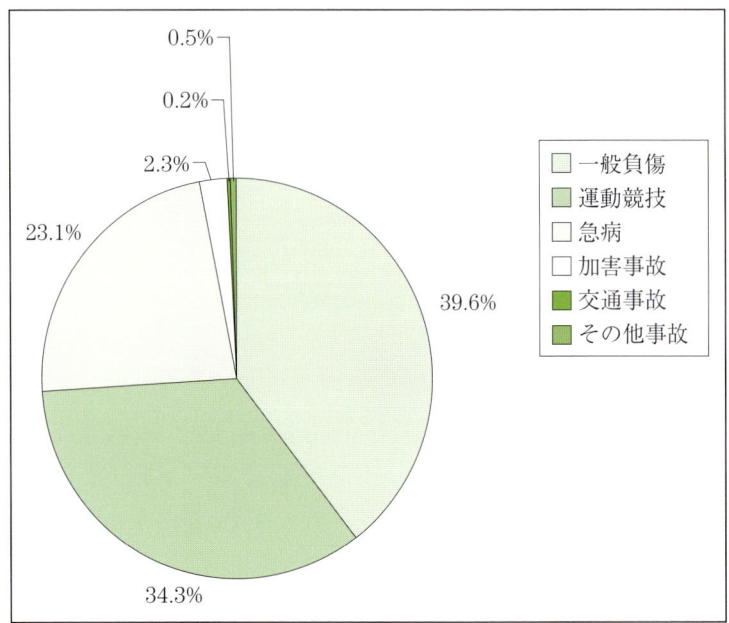

図1-5 搬送理由の内訳（東京消防庁 1999）

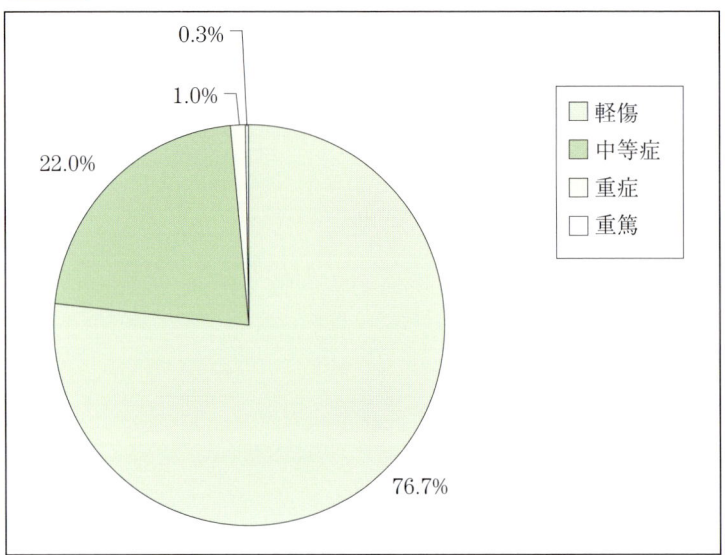

図1-6 症状の程度（東京消防庁 1999）

しかし，Lofeiらの報告では米国シアトル市の小学校では25年間で58例（28,422,200人中）もあり，これは年間10万人当たり0.18人の発生頻度であることが明らかにされた。この心臓発作で心停止となった子どもの56％以上が冠動脈疾患である。さらに，元気な子どもたちが心臓震盪[★]や事故で心停止となってしまう事は万に一つもあってはならない（コラム①，12ページ参照）。児童生徒が生活する場は学校内に限らない。日本における突然の心停止の多くは家庭内で起きている。

　そのためには成人に教えるBLS教育の方法論をそのまま導入するのではなく，児童生徒の発達段階に合わせた学習方法を使い，学校の教師が学校内の時間に合わせ教える方法が必要である。

　学校内で教師が行うBLS教育には利点と欠点がある。利点は，①担任の教師が生徒の性格・理解力などを把握している，②年齢に応じた学習方法を理解している，③児童生徒同士がお互い教えることにより相乗効果がある，④若年者であるため高い学習定着が期待されている，⑤児童生徒を通した保護者への啓蒙活動への期待，などが挙げられる。

　一方，通常のBLSコースの欠点は，①教育器材が学校内にない，②教師に教えるための専門知識が不足している，③児童生徒に合わせた訓練カリキュラム・訓練用人形がない（過去に行われた小学校内でのBLSコースは，インストラクターは主に消防職員とした外部講師であり，時間は180分，学習内容も成人と同じであり，インストラクター1人：生徒10人であったり，十分なトレーニング時間が取れなかった），ことなどが挙げられる。

　本書では小・中・高の学校種に分けてBLS＋AEDの教授プログラムの展開例を，その根拠や留意点とともに記した。教師に負担なく，より解りやすい方法でBLSを指導してもらえることを目標としている。

★**心臓震盪**
胸部が軟らかく，未発達な小・中・高校生などで，胸に硬いボールなどが当たった時に心室細動を引き起こすもの。器質的疾患がないのが特徴。

Column 1　AED使用事例

【事例1】
　高校野球の試合中，打者であった男子生徒の胸に硬式ボールが当たり心肺停止になった。応援の父兄の中にたまたま救急救命士がいたため，心肺蘇生法とOBが寄付したばかりのAEDを用いて除細動が行われ，男子生徒は心拍を再開し救命された。バイスタンダーの中に医療従事者がいたこと，迅速な一次救命処置が行われたことが，救命につながった。

【事例2】
　小学生の児童がサッカー中，ボールが胸に当たり倒れた。通報を受けた教職員が心肺停止を確認，119番通報後，校内にAEDが設置されていたため，居合わせた別の教職員にAEDを要請した。約2分後，AEDが到着したが，トレーニングを受けている者が誰もおらずAEDは使用されなかった。結局，児童は搬送先の病院で息を引き取った。AEDを設置する際には，いつでも誰でも使用できる態勢づくりが必要である。

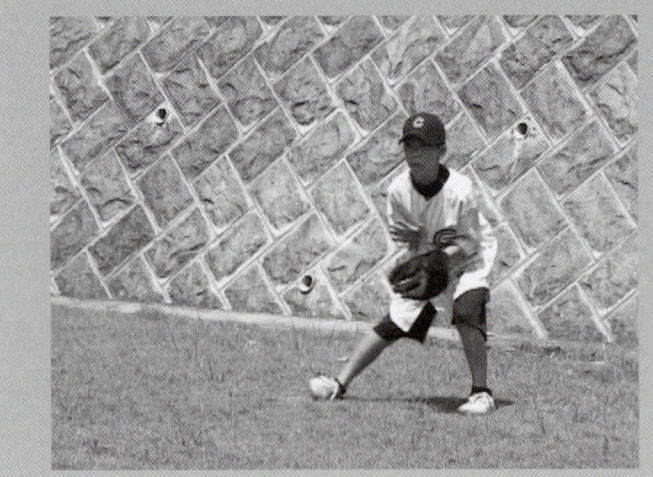

【参考・引用文献】

1) AHA『Guideline 2000 for Cardiopulmonary Resuscitation and Emergency Cardiovascular Care』
2) 『救急救命士標準テキスト』へるす出版，2005年
3) 『救急・救助の現状（平成17年版）』総務省消防庁，2006年
4) 井田三郎『救急救命士への長い道―草創期から高度化をめざしての歩み』近代消防社，2004年
5) 『学童・生徒を対象としたBasic Life Support教育プログラムの開発』
6) 『慶応義塾BLS CPR in Schools講演集』慶應義塾大学
7) 『小・中・高校生及びホームヘルパーに等に対する救命講習のあり方』

2 バイスタンダーの必要性

（1）我が国のバイスタンダー育成の現状

　我が国における突然心停止は年間およそ4〜4.5万人発生し，毎日100人前後が死亡している計算になる。そしてその70％近くが，心室細動という致死的不整脈で，これは，心臓が痙攣することで血液を全身に拍出できなくなり，脳・心臓自身などの重要臓器へ十分なエネルギー（血液・酸素など）の供給ができなくなる病態である。

　この心室細動に有効な処置は電気的除細動（電気ショック）である。除細動が行われなければ，蘇生率が1分間におよそ7〜10％ずつ低下する（図1-1，2ページ参照）。しかし，救急隊が現場に到着するまで全国平均で6.5分かかる（平成17年度）ため，救急隊が到着するまで何の手当もされていなければ，蘇生の確率はもちろんのこと，一命をとりとめたとしても社会復帰できる確率は大幅に低下する。緊急事態の時には1秒でも早く現場に救急隊が到着して欲しいところだが，救急車出動要請件数が年々増え続け到着時間は遅延しており深刻な問題となっている。

　こうした我が国の状況から，迅速な電気ショックの必要性が見直され，厚生労働省は2004年，それまで医療従事者等への使用しか認められていなかったAEDの一般市民による使用を可能とした。

　AEDは心肺蘇生法の一部であり，一次救命処置に含まれる。この他に，気道異物除去や溺水に対する処置などがある。出血に対する止血や骨折やけが，熱傷に対する処置を含み，応急手当と呼ばれる（図1-7）。

（2）学校内でのバイスタンダーの必要性

　近年，学童期など身体の発育過程における子どもたちが，運動や普段の生活中に何かしらのアクシデントにより胸部に強い衝撃を受け，心臓震盪を引き起こしてしまう事故が報告され，教育現場や保

図1-7 応急手当の区分と手順

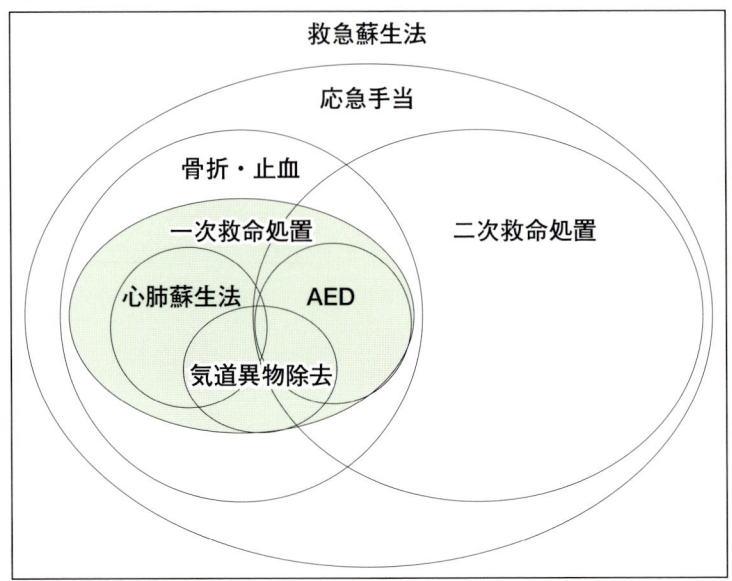

表1-4 突然心停止発生場所(「医療救急ジャーナル NO.70」2004)

自宅	68%	職場	4%
公共の場	8%	病院内	2%
道路上	7%	駅・空港	1.5%
老人ホーム	5%	その他	6%

護者の関心を集めている。これら心臓震盪の主たる死因も,致死的な不整脈が大きく関与しているといわれている。

　表1-4は,我が国における突然心肺停止傷病者が発生した場所を示したものであるが,このように突然心停止の多くは自宅や会社などの病院外で発生しており,医療従事者が心停止傷病者の現場に遭遇することは極めて稀である。

　また,海外では学校内で起こる心肺停止は処置が早いため心室細動を発見する率が高く(78/97),生存して病院を退院する率も39/97と著しく高いことが報告されている。

　それゆえに,学校内では倒れた人が現場で心拍の再開を果たすためには,倒れた人の側にいる人(バイスタンダー)によって,迅速な心肺蘇生法や5分以内に除細動を行える環境整備である「PAD*プログラム」を構築することが必要なのである。「平成18年度版

★PAD
Public Access Defibrilationの略。
一般市民が公共の場に設置してあるAEDを用いて除細動を行うこと。単にAEDを設置することのみならず,AEDを用いた心肺蘇生の教育も意味する。

救急・救助の概要（速報）」を見ると，年々心肺停止傷病者は増えているが，それに応じてバイスタンダーも35.3％と増えてきている（図1-3，6ページ参照）。今後はこれをさらに増やしていくことが重要である。

（3）救命の連鎖とは

　前述の通り，心肺停止傷病者の蘇生率と社会復帰率の向上のためには，まずはその場に居合わせたバイスタンダーの的確な観察，手当が必要不可欠である。この病院外で心肺停止になった人を救う一連の救護活動を「救命の連鎖（Chain of Survival★）」という（図1-8）。それぞれの項目は，迅速な通報，迅速な心肺蘇生法，迅速な除細動，迅速な高度医療処置である。

　救命の連鎖はまず倒れた人の意識の有無を確認し，意識がないようであれば119番通報を行い，救急車を早期に現場に要請することから始まる。さらに自発の呼吸がないようであれば，必要に応じて心肺蘇生法やAEDによる除細動を行い，救急車が到着するまで迅速に応急手当を実施する（図1-9）。連鎖の最後は高度な医療処置が可能な専門病院へ搬送することになる。しかし前述の蘇生と心肺蘇生法の関係図からも見て取れるとおり，心肺停止の傷病者が発生した時点で，いかに早く心肺蘇生法やAEDによる電気ショックを行うことができるかということが，この救命の連鎖の重要なところである。さらに救命の要素は単独ではなく，相互に補完しあう関係であり，

★**Chain of Survival**
救命の連鎖という。救命に必要な4つのファクターが短時間でつながることで，救命率の向上が図れることを示したもの。心肺蘇生法教育の中心的意味合いを持つ。

図1-8　救命の連鎖（Chain of Survival）

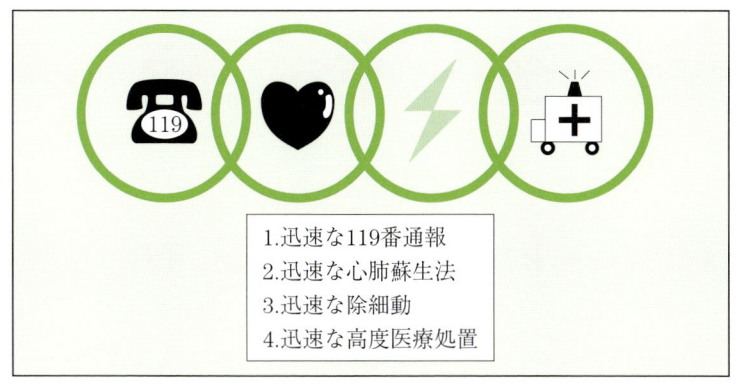

1. 迅速な119番通報
2. 迅速な心肺蘇生法
3. 迅速な除細動
4. 迅速な高度医療処置

図1-9 ガイドライン2005の心肺蘇生のフローチャート図

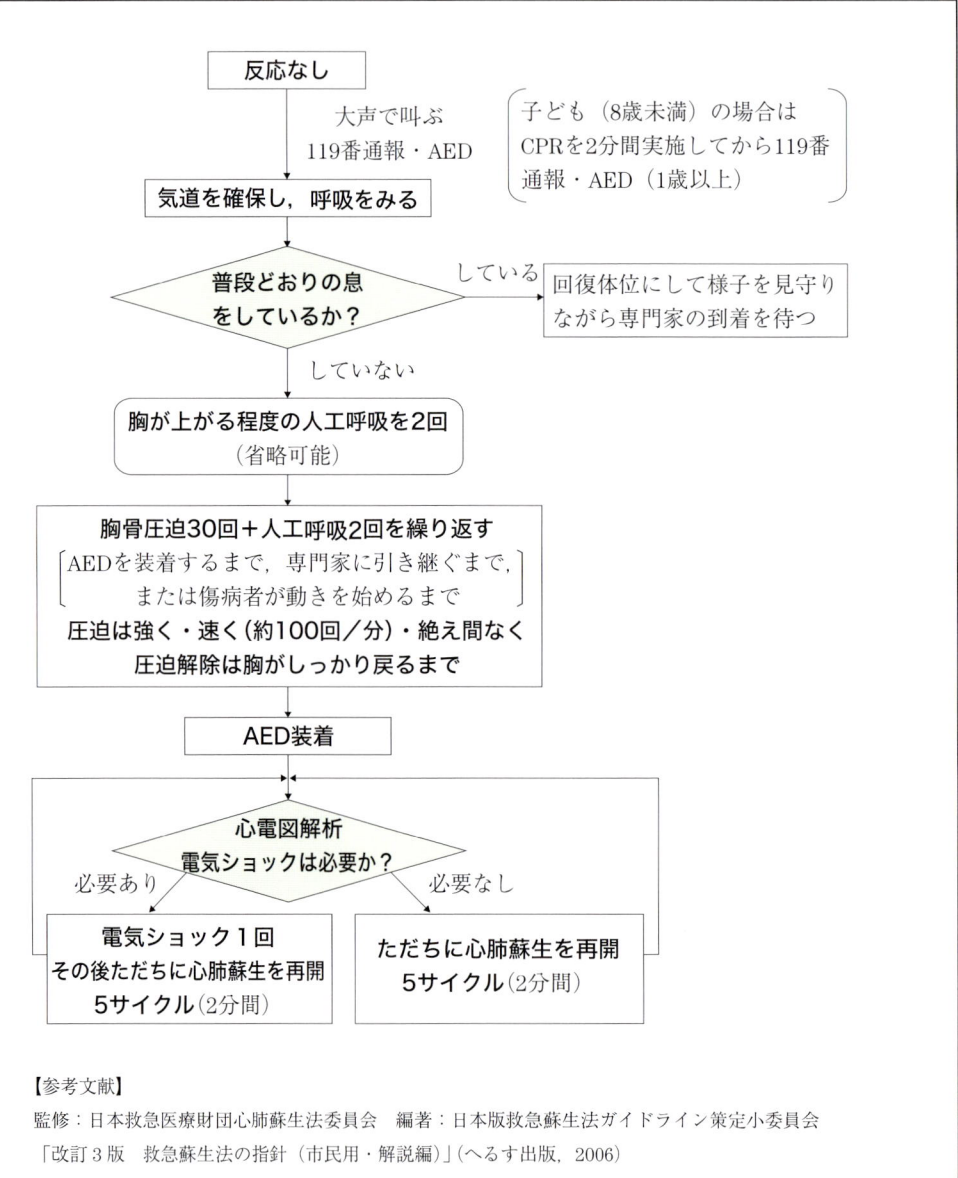

【参考文献】
監修：日本救急医療財団心肺蘇生法委員会　編著：日本版救急蘇生法ガイドライン策定小委員会
「改訂3版　救急蘇生法の指針（市民用・解説編）」（へるす出版，2006）

これらの輪がうまく連動していくことで救命率は飛躍的に向上する。

(4) 社会的システム（PADプログラム）構築の必要性

　社会全体で心肺停止傷病者に対する早期除細動に取り組む体制を「早期除細動プログラム」（PAD：Public Access Defibrillation）という。AEDはより簡単に，また効果的に除細動（電気ショック）が実施できる機材であるため，一連の心肺蘇生法訓練を受講していれば早期除細動は決して難しいものではなくなった。我が国もAEDの普及で多くの心肺停止傷病者に除細動することができるようになり，より多くの心肺停止傷病者を救うことができるような社会に一歩近づいたわけである。さらに心肺停止傷病者が発生し，バイスタンダーによる除細動などを含んだ心肺蘇生法を実施された場合の蘇生率は40％を超えるという報告もあり，目の前で倒れた人を救急車が到着するまでにいかに手当ができるかという，社会の課題が重要視されている。

　最近では，駅やビルなどの公共の場にAEDが設置されているのをよく見かけるようになってきた（図1-10，図1-11）。AEDの設置台数も全国で120,000台を超え，学校や会社などのリスクマネジメントという観点からは必須の機材になってきている。総務省の発表した平成17年度のウツタインデータ★を見ると，一般人により除細動（PAD）が行われた場合の蘇生率は32.1％と顕著に改善しており，その有効性は社会的にも認められるようになった（図1-12）。学校内におけるリスク管理としてのAEDの導入も，前述したとおりである。しかし肝心なことは，設置している場所に心肺蘇生法講習会を受講し，AEDを十分使いこなす人材が必ず居合わせるとはまだまだ言いがたい現状なことである。一般人のすべてがクオリティーの高い救命手当ができる社会システムを構築することが望まれる。

★**ウツタインデータ**
ウツタイン様式によるデータ。ウツタイン様式とは，国際蘇生会議で決められた，病院外心肺機能停止症例の蘇生率などについて地域間・国際間での比較を可能にする記録方式。1990年ノルウェーのウツタイン修道院で国際蘇生会議が行われたためこの名前がついた。日本では平成17年度から全国レベルで導入された。

図1-10 街中で見かけるAED

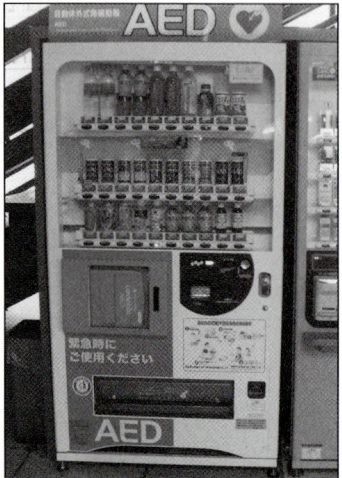

図1-11 街中で見かけるAED

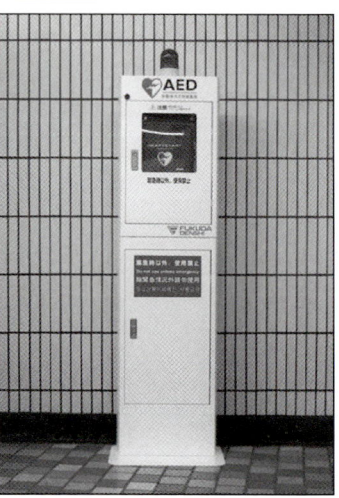

図1-12 バイスタンダーによるAEDの使用が蘇生にもたらす効果
（総務省消防庁「平成17年度版　救急・救助の現況」2006）

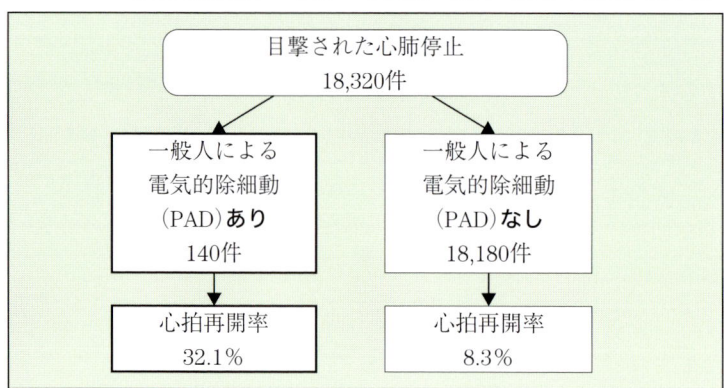

【引用・参考文献】
1）田中秀治ら「AEDの出現と心肺蘇生法の変革」『一橋情報』一橋出版，2006年
2）田中秀治監修『Heart Saver Japan BLS＋AED program PROVIDER'S MANUAL』Heart Saver Japan，2006年
3）毎日新聞「救急隊到着前に使用　蘇生率7倍に…」2007年7月5日掲載
4）総務省消防庁『平成18年度版　消防白書』2007年
5）総務省消防庁「平成17年度版　救急・救助の現況」2006年
5）総務省消防庁「平成18年度版　救急・救助の現況（速報）」2007年

3 学校における心肺蘇生法教育（「命の教育」）の目的と効果

(1)「命の教育」の重要性とその目的

　学校への侵入者による傷害，子どもによる子どもへの傷害など，もはや学校は安全な場所ではない。学校内での子どもによる殺傷事件の増加は，人の命の重要性を認識できないからともいわれている。命はゲームのようにリセットが効かないことを，大人が子どもに率先して教え，命の重要性を訴えなければならないことを再認識すべきである。

　子どもの命を助けるため，救急医療を提供する立場にいる人間は何ができるだろうかと考えた結果，「人の命を助ける努力（心肺蘇生法）」を小学校・中学校・高校の学校教育内で繰り返して教えることが必要であるという結論にいたった。命の重要性を訴え，救急救命をするための実践的教育を行うことが，いま学校教育に必要と考える。

　救急医療に携わるスタッフは毎日のように，けが人や重篤な疾患に対して一生懸命に救命処置を行っている。誰かの大事な人の命を救うために，汗を滴らせて胸骨圧迫をする救急隊員や，それを引き継いで30分，1時間と蘇生処置を行う医療従事者がいることはあまり知られていない。

　このような救命の現場から，「命を助けることはいかに大変であるか」を，直接救急医療に携わる者の言葉で子どもたちに投げかけていくことが重要である。

　本書で目指す「命の教育」とは，形ばかりの生命教育ではなく，これらの専門家たちが日々行っている救命のための努力を小・中・高校生に伝えることである。病院到着までの心肺蘇生法を，自らの手を使い，額に汗を流して，人の命を助ける努力を実際に体験するのである。人の命を救うことの大変さを子どもたちに伝えることで，生命への尊厳が育まれると考える。

　そのためには，いままで行われていたような学校内教育における

心肺蘇生法教育だけでは十分ではない。命を助けることがどれだけ大変かを実感してもらえるようなプログラムや，学校教材を作ることが必要と感じている。

(2)「命の教育」の実践方法

いま，全世界で普及が進められているAED（自動体外式除細動器）を用いた心肺蘇生法の実践と，けがや事故にあった時の応急手当はすでに，小学校高学年の体育，中学・高校の保健体育のカリキュラムとして教科書には記載されているものの，実際には実技で速応できるまで十分訓練できているわけではない。これらの学校内での今後の展開には教職員，特に保健体育科教員や養護教員が適任であると考える。しかしながら，学校の教職員が，消防署などで開催されている3時間の応急手当講習や，24時間の応急手当普及員（インストラクター）講習を受ける時間を確保することは，日常の業務から考えて非常に困難と推測される。それを補うために作成したのが，本書で提案する学校用の心肺蘇生法教育を時間短縮し作成した「命の教育」プログラムである。「命の教育」では，子ども向けのDVDもしくはマンガ教材と，自己学習型の簡易型心肺蘇生法人形とスキル指導用DVDからなる。

この「命の教育」を使うことで，教職員の負担を少なく，子どもたち一人ひとりに有効かつ確実な教育が提供できる。以下にこれらのツールを用いた救急版「命の教育」の授業の具体例を示す。小学校では総合教育の一環として，中学・高校では保健体育科内に実践することを目標として段階的に指導内容を増やしていく方法をとった（表1-5）。

表1-5 学校で段階的に指導する処置（○…必ず　△…できれば）

	止血・外傷処理	安全確保	応援要請	呼吸の確認	人工呼吸	胸骨圧迫	AEDの使用
小学校低・中学年	△	△	○	○	△	△	△
小学校高学年	○	△	○	○	△	△	△
中学生	○	○	○	○	△	○	○
高校生	○	○	○	○	△	○	○
大学生・一般	○	○	○	○	△	○	○

表1-6 授業＜講義・実技＞日程（案）

1時間目 45分	・命の教育（DVD/マンガ教材） 　（命の重要性・心肺蘇生法と救急の輪） ・命について考えてみよう ・倒れた人を助けよう！（実技）心肺蘇生法とは	25分 10分 10分
2時間目 （実技） 45分	・簡易型心肺蘇生人形の準備 ・胸骨圧迫と人工呼吸 ・AEDの使用法 ・シナリオを使った心肺蘇生の流れ ・まとめと終了証の発行	5分 10分 10分 15分 5分
必要な機材	①命の教育教材（漫画・DVD），簡易型蘇生人形，フェイスシールド，アルコール綿②インストラクター用教材（指導要領）③インストラクター用指導マニュアル，④DVD	

　私たちの提案する90分（45分授業×2回）の救急版「命の教育」プログラムを全国の小中高校の授業時間に合わせ実施できれば，人の命を大事にする子どもを増やすことができ，人に優しい「心の教育」を実現できると考えている（表1-6）。

　なお，従来心肺蘇生法に使用していた人形に比べ，この教育で用いる簡易型心肺蘇生法人形はコンパクトで持ち運ぶことができ，さらには生徒一人ひとりに提供することにより，短時間でも効率よく心肺蘇生法を学ぶことができる（23ページ参照）。

（3）心肺蘇生法に期待される教育的効果

　家庭内には青少年がいる時間が多く，第一の救助者となりうるばかりか，学童期の「不慮の事故」による死亡は死因の第一位を占めている。学校内でも死亡事故はプールや臨海学校などの「水の事故」や転落など「不慮の事故」が少なくない。その他，溺水・窒息・心臓震盪など心肺蘇生法で救命可能なものであることを考えれば，小中学校での心肺蘇生教育はますます重要である。

　命を助けるという生命の教育には，救急医療を提供する立場にいる人間が人間の生命を救う，いわゆる救命の努力（心肺蘇生法）を学校教育の段階から教えることが重要である。人が人である所以，すなわち他者を助けるという崇高な行動ができることである。

心肺蘇生法に関する技術の習得はもちろん，人や物事に尽くす実践例として，心肺蘇生法の授業の効果は大である。また，

> ①街で倒れている人に対して積極的に応急手当を行う
> ②友人のために汗を流すことができる
> ③家族や友人の力になることができる
> ④物事に対して全力で取り組むことができる

といった内容も理解することができる。人の命を大事にする子どもの心，「生命倫理の構築」を実現できるのではないかと考えている。

■**命の教育DVDについて**
　本書でとりあげる「命の教育」DVDは，編者の田中秀治教授研究室で制作されたものである。
　〈問い合わせ先〉
　田中秀治研究室（国士舘大学）
　FAX：042-339-7298
　E-Mail：hidetana@kokushikan.ac.jp

第2章 心肺蘇生法トレーニングの意義とその内容

　心肺蘇生法は基本的な指導内容の骨子は国の基準で定められているものの，対象のニーズや対象の年齢によりその内容は柔軟に対応すべきである。また，学校教育の一環として指導するにはどの学年で行うかなどにより，指導内容や指導する側の準備が異なってくる。この章では対象年齢を，1）小学校低・中学年（1～4年），2）小学校高学年（5・6年），3）中学生，4）高校生，5）大学生，6）成人に大きく分け，BLSトレーニングについてその意義と内容について述べる。

　まず，BLSの授業内実践で必要な機材について列挙する。1クラス30～40名の場合は，最低10台の訓練用蘇生人形が必要である（図2-1）。最近用いられている簡易型心肺蘇生法人形は，1人1体の人形を安価に使用できるため実習効率はよい。このほかに，フェイスシールド（人数分），アルコール綿（1人2枚），トレーニングペーパー記録用紙（人数分），AEDトレーナー（4人に1台），評価用紙（人数分）などを準備する。

図2-1　蘇生人形

簡易型心肺蘇生法人形 （通称：ミニアン®）	訓練用蘇生人形 （通称：レサシアン®）
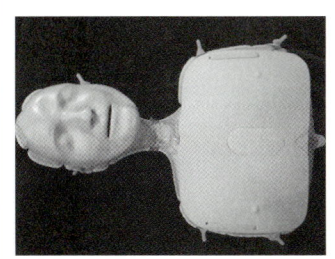	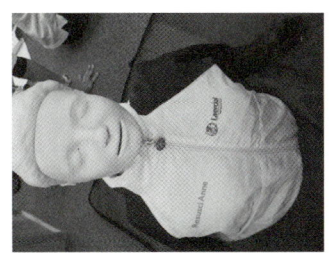
【特徴】 小型・軽量・安価 1人1体用いることが可能 専有時間が長い	【特徴】 大型・重量・高価 構造が人体に類似している コンピュータ内蔵型では，胸骨圧迫の強さ，深さが理解できる。

1 小学校低・中学年（1～4年）への心肺蘇生法トレーニング

（1）小学校低・中学年に心肺蘇生法を教える意義とその根拠

　一般に小学校低学年では十分な心肺蘇生ができるとは考えられていない。しかし，この年代の子どもたちはあらゆるものに興味を持つため，人を助けることを楽しく意識づけることによって，いざという時の心肺蘇生の補助や，人を呼びに行くなどの手助けは可能である。ノルウェーのランダバーグモデル（5ページ参照）を見ても，幼児園児にでもファーストエイドを指導していることや，小学校低・中学年における心肺蘇生の理解度を鑑みると，この年代におけるBLS教育は指導内容を限定し，「児童の年齢と理解度に応じて教える内容を年々高めていく」などの手法を用いれば，導入は不可能ではないと考えている。

①学習指導要領における小学生へのBLS指導の根拠

　平成14年（2002）に示された小学校学習指導要領では，「けがの防止について理解するとともに，簡単な手当ができる」が到達目標となっている（表2-1）。さらに，指導要領解説では「けがの種類や程度などの状況をできるだけ速やかに把握して処置するとともに，近くの大人に知らせることが大切である，傷口を清潔にする，圧迫して出血を止める，患部を冷やすなどの方法があることを理解できるようにする」と記載されている。

表2-1　小学校学習指導要領保健領域の概要

（1）けがの防止について理解するとともに，けがなどの簡単な手当ができるようにする。
ア　交通事故，学校生活の事故などによるけがの防止には，周囲の危険に気付いて，的確な判断の下に安全に行動することや環境を安全に整えることが必要であること。
イ　けがをしたときなどは，速やかに手当をする必要があること。また，簡単な手当ができること。

前述したようにLofeiらの報告では，小学校における人口10万人当たりの心肺停止は0.18人の発生頻度であることが明らかにされており，指導要領内と合わせても，幼児や小学校の低学年においてBLSを行うべきである。近年子どもの突然死の原因の1つとして，野球やサッカーなどのスポーツ中に心臓震盪により命を落とす事例が少なくない。子どもは胸壁が軟らかく衝撃が心臓に伝わりやすいため，健康な子どもでも胸部に比較的弱い衝撃が加わることにより発生すると考えられている。2001年のアメリカの報告によると，3歳から25歳までの心臓震盪128例中のなんと3分の1が3歳から9歳であることが報告されており，これが小学校低・中学年においてBLS教育を導入すべき最も強い根拠であると考えられる（表2-2，図2-2）。近年では日本でも米国ほどの頻度ではないものの，小中学生の心臓震盪症例が報告されていることに注目すべきである。

表2-2　心臓震盪の胸部への衝撃手段（Maronら2002から引用）

スポーツ備品	スポーツ中の体の衝突	遊び・日常活動
・野球ボール　53	・上肢　7	・ボクシング　6
・ソフトボール　14	・下肢　5	・親のしつけ　5
・ホッケーパック10	・肩　4	・その他　11
・ラクロスボール　5	・その他　3	
・その他　5		

図2-2　心臓震盪の患者年齢と救命数（Maronら2002から引用）

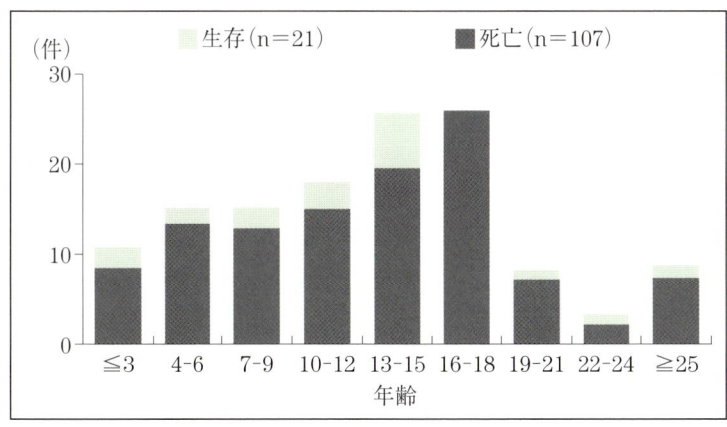

②BLS授業の目的とねらい

　小学校低学年ではまだ体の発達が十分でなく，筋力が低いばかりか大人の言葉への理解度も低い。この年代におけるBLS授業の目的は，倒れた人を発見したらまず「応援を要請し，大人を呼ぶこと」と，十分でないにせよ少しでもよいから胸骨の圧迫を続けることである。人の生命に触れ，人の生命を尊ぶことで互いの生命が重要なものであることを知る程度だけでも十分目的を達することができると考えている。

　日本スポーツ振興センターのデータによれば，学校内での事故を見てみる限り，外傷を中心とした軽症患者が約99％であり，心肺蘇生法を必要とするような心肺停止傷病者は年間数例しか発生していない計算となっている（第1章参照）。たしかに児童に対しては，学校内で発生する事故において，BLSを実施するよりもすり傷や切り傷など軽い傷の手当に直面する機会が圧倒的に多い。しかし児童が成人した時にBLS教育が活きて使われることを考えると，低学年からのBLS教育は無駄な作業ではない。また，生活する場は学校内に限らず家庭やパブリックスペースに及ぶはずである。前述したように，日本における突然の心停止の多くは家庭内で起きており，小学生へのBLS教育の意味がここにある。

　最近では，公立私立を問わず，小・中学校にもAEDの設置が確実に進められ，東京都では全公立小中学校に設置された。AEDの設置や心臓震盪の発生報告に伴い，教職員のBLS受講は増えつつある。しかし，教職員は心肺蘇生法教育を必要だと感じながらも，児童生徒への心肺蘇生法教育を継続的には進めようとはしていない。その理由として，①指導時間がない，②指導経験がない，③よい教材がない，④児童生徒の心肺蘇生法の理解度が不明なため，などの理由を挙げている。日本では，学校内での児童生徒の心肺蘇生法教育をどのように進めるかということや，教職員による授業内での心肺蘇生法の指導法が明確でないため混乱が少なからず起きている。我々は成人に教えるBLS教育の方法論をそのまま導入するのではなく，児童生徒の発達段階に合わせた学習方法を使い，学校内の時間に合わせ教える方法が必要とされていると考えている。

（2）小学校低・中学年の心肺蘇生法実技の評価

　世界中でガイドライン2005が発表され，継続する胸骨圧迫が強調されるようになった。しかし，小学生は体格が未発達な上に，成人と比べると筋力が十分でない。これらの発達段階の子どもたちが，はたして有効な胸骨圧迫ができるのか疑問である。

　我々が，幼児，小学生から高校生までの173人を対象として，10分間の胸骨圧迫の実技指導後，レールダル社製レサシアンスキルレポーターを用いて30回の胸骨圧迫の深さの平均値を計測したところ，ガイドライン2005で推奨される40mmから50mmの胸骨圧迫の深さまで到達できる割合は，幼児ならびに小学校低学年は0%であった。小学校中学年は8%，小学校高学年は16%，中学生は32%であり，高校生になると71%の生徒が40mm以上の胸骨圧迫を安定して実施できることが分かった。また，中学生の全体の平均は39.7mm，高校生の全体平均は42.1mmであり，ほぼ確実に有効な胸骨圧迫が行えることが判明した（図2-3）。

　この結果を見ると，持続力と確実な胸骨圧迫という観点では，幼児や小学校低学年では十分な胸骨圧迫が期待できないのが明らかである。さらに，胸骨圧迫のうち1回でも40mm以上の深さに到達している率を見ると，幼児で0%，低学年で0%，中学年で9%，高学年で23%となる。このデータからも，体が小さい小学校低・中学年では十分な胸骨圧迫の実施は難しい。胸骨圧迫だけを考えれば，中学

図2-3　年齢別胸骨圧迫の深さの平均値

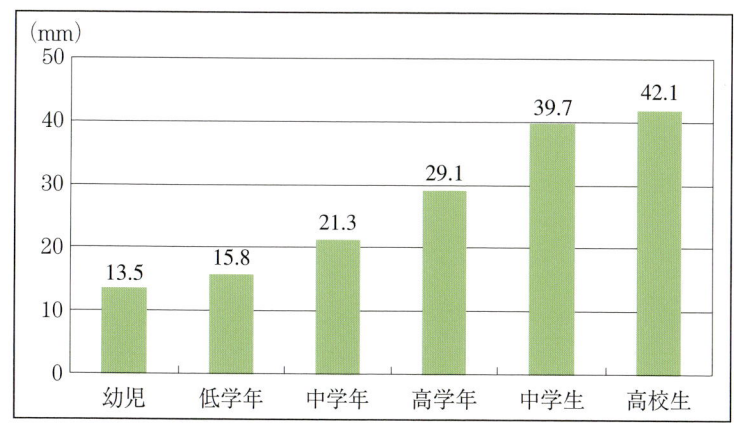

生以上に心肺蘇生法の授業を実施するべきである。しかし，小学校低学年でも彼らができる応援の要請の重要性を示し，また小学校中学年では応援の要請や短時間の胸骨圧迫を交代で実施することが可能と考えられる。

　小学校低学年からの心肺蘇生法教育は「人の命を助ける」ということを学び，他人を思いやる心を芽生えさせることに意義を見いだすべきである。

(3) 小学校低・中学年への心肺蘇生法授業案

　以下に小学校低・中学年に対する心肺蘇生法の授業案を示す。

【1限目】

時　間	内　　容	備　　考
5分	イントロダクション	
5分	ディスカッション	人が倒れていたら何ができるか話し合う。
25分	命の教育DVD	心肺蘇生法のDVDを視聴する。
10分	ディスカッション	DVD視聴後，再度人が倒れていたら何ができるか話し合う。

①2時間の授業内で行う時は，1時間目に児童らが教職員とともに「命の重要性」について考え，クラス内でディスカッションを行う。近年のテレビゲームの中には命のリセットが何回も可能なものが多く，この影響か，人間は一度死亡しても生き返ると答える児童が多くなってきている。大切な人を思い浮かべ，人の命を見つめる時間を与えるべきである。

・人が倒れたら何ができるのか

・救急車は何分くらいで到着するのか

・AEDはどこに置いてあるか

等を話し合い，「命の教育」の導入とする。

②命の教育DVDを上映し，再度ディスカッションを行い，人が倒れた時の対応の仕方の理解度を深める。本書に添付するディスカッション用の資料やポイントを参照されたい（30ページ参照）。

【2限目】

　この時間では簡易型心肺蘇生法人形を用い，実技の実習を行うとよい。単なる実技の実技に終わるのではなく，それぞれの処置の持つ意味を説明しつつ行うべきであろう。また，人形を用意できない場合には，応援要請のポイントを示したり，心臓の位置や気道の塗り絵などで心肺蘇生に必要な解剖や生理について勉強を行うのもよい。以下に人形を用いた指導例を示す。

時　間	内　　容	備　　考
5分	BLSデモンストレーション	
10分	簡易型心肺蘇生法人形準備	人形で遊ばないように注意する。
25分	実技DVDに沿って胸骨圧迫を行う	人形付属の実技DVDを見ながら指導する。
5分	まとめ	今日学んだことを振り返る。

①心肺蘇生法の一連の流れをフローチャート（図2-4）に沿ってDVDを視聴，あるいはデモンストレーションを行う。

②一人一体の簡易型心肺蘇生法人形を準備する。

③心肺蘇生法実技DVDを見ながら，もしくは教師の号令に合わせ全員で胸骨圧迫を行う。30回を目安にして押すが，できるだけ行う。児童40人対教師1人で指導を行うが，補助の先生が入るとよりよい。

④人のために何かを行うことの重要性を話し合い，授業のまとめを行って終了とする。

⑤翌日のHRの時間などで，振り返りや効果確認のためのアンケートを実施すると効果的である。

図2-4 倒れた人を発見した際の対応フローチャート

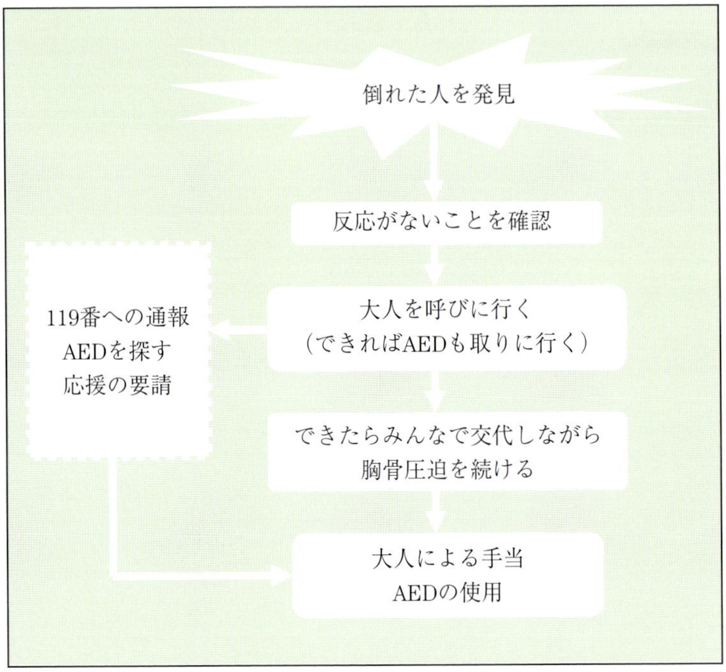

```
          倒れた人を発見
               ↓
          反応がないことを確認
               ↓
          大人を呼びに行く
        （できればAEDも取りに行く）
               ↓
   119番への通報
   AEDを探す    ← できたらみんなで交代しながら
   応援の要請      胸骨圧迫を続ける
               ↓
          大人による手当
          AEDの使用
```

(4) 資料：DVD教材を使った授業「大切な命を助けるために ～私たちにできること～」ディスカッションのポイント

①なぜ応急手当が必要か

1. ドリンカーの救命曲線（79ページ参照）から，救命のためには心臓を早く動かす必要がある
2. 応急手当を知っているか知らないかでは，同じ行動を起こすのでも大きな時間の差が生まれる

②よかった例と悪かった例の違い（始めの1分間）

1. よかった例
   ア）119番通報
   イ）お母さんによる反応と呼吸の確認
   ウ）呼吸がないことを確認して，すぐに胸骨圧迫と人工呼吸を行った
   エ）周りの大人に助けを求める
   オ）AEDを探しに行った

2. 悪かった例

　　ア）おろおろしていた→周りの人が対応遅れる

③よかった例と悪かった例の違い（1分〜3分まで）

1. よかった例

　　ア）胸骨圧迫

　　イ）AEDを取りに行っている

2. 悪かった例

　　ア）おろおろしていた→周りの人が対応遅れる

④よかった例と悪かった例の違い（3〜5分まで）

1. よかった例

　　ア）AEDですぐに処置が行われた

2. 悪かった例

　　ア）よかった例と比べて2〜3分遅れて周りの大人が気づき，胸骨圧迫が行われた

　　イ）AEDを取りに行った

⑤よかった例と悪かった例の違い（6〜8分：救急隊到着）

1. よかった例

　　ア）意識はないが心臓は動き出している

2. 悪かった例

　　イ）意識もないし心臓も動いていない

⑥応急手当の流れ（再確認）

1. 反応を確認する
2. 119番への電話とAEDを探す
3. 呼吸をしているか確認する
4. 呼吸がない＝心臓が止まっていると考えて，胸骨圧迫と人工呼吸を行う

　　＊胸骨圧迫はしっかり押してしっかり戻す

5. AEDが届いたらすぐにAEDを使う

Column 2　人の命を助けられるのは何歳から？

　平成19年2月，東京マラソン2007が行われた。天候は雨のち曇り。およそ30,000人ものランナーが東京都心を駆け抜けた。42.195kmのフルマラソンを完走することは容易ではなく，悪天候などの影響もありランニング中体調を崩す人々が続出していた。

　それはレースも終盤にさしかかっていた時のことだった。41.5km付近で沿道にいた小学5年生の男子児童が，マラソン救護に当たっていた私に走りながら声をかけてきた。その子は救護に当たっていた我々に関心を持っていたらしく，レースの最中話しかけてくれた子であった。

　「お兄ちゃん，あっちで人が倒れてる」

　あの時の彼の真剣な表情はいまでも忘れられない。我々が，すでに同僚による心肺蘇生法が実施されている現場に到着したのは，傷病者が倒れてから2分以内だった。迅速な男子児童の通報と迅速な心肺蘇生，AEDによる除細動などのおかげで，傷病者は奇跡的に一命を取り留めることができた。

　男子児童の目の前で人が倒れた時から救命の連鎖が始まった。彼は700m以上ある沿道を全速力で走ったのである。その男子児童は，数週間前に授業で人の命の大切さを勉強したという。また，4年生の総合的な学習の時間のテーマが心肺蘇生法であり，BLSとAEDについて学んだということであった。

　大切なことは，年齢に関係なくいまの自分にできることは何かと考えることである。小さな勇気＝通報が，一人の命を救った。

（国士舘大学体育学部学生のレポートより）

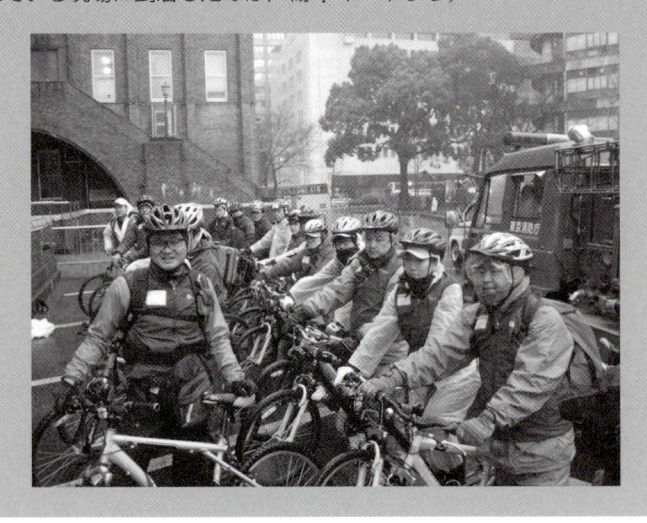

2 小学校高学年（5・6年生）への心肺蘇生法トレーニング

(1) 小学校高学年に心肺蘇生法を教える意義とその根拠

　前述したように，小学校において，けがをした友人を助けることや，人のために何かをなすことを学ぶことは，WHOの示すライフスキルトレーニングの実践と整合しており，生命教育として重要なアプローチと思われる。学習指導要領には保健分野の目標として「けがの防止」があり，「けがの防止について理解するとともに，けがなどの簡単な手当ができるようにする」と記されている（表2-3）。

表2-3　小学校学習指導要領解説

- けがの手当をするときには，けがの種類や程度などの状況をできるだけ速やかに把握して処置するとともに，近くの大人に知らせることが大切であることを理解できるようにする。
- 自分でその場でできる簡単なけがの手当には，傷口を清潔にする，圧迫して出血を止める，患部を冷やすなどの方法があることを理解できるようにする。すり傷，鼻出血，やけどや打撲などを取り上げ，実習を通して簡単な手当ができるようにする。

　「けがの防止」の前段には，小学生では毎年多くの交通事故や水の事故が発生し，死亡する人が少なくないこと，また，学校生活においても様々な事故が発生していることを理解できるようにするとともに，これらの事故は，人の行動や環境がかかわって発生していることを理解できるようにするとある。

(2) BLS授業の目的とねらい

　小学校のけがの手当としては，すり傷や打撲など心肺停止に至らない手当について主に教えることとなっているが，クラブ活動やプール・臨海学校での水の事故では心肺停止に至る可能性があり，

その手当としては心肺蘇生法が必要となってくる。また，近年心臓震盪による突然の心肺停止が多数報告されるとともに，小学校においてもAEDが設置されるようになり，教師のみならず児童にもAEDを用いた心肺蘇生法の指導の必要性が高まっている。

① **小学校高学年におけるBLS授業のねらい**

　小学生に対する心肺蘇生法の到達目標は，実技を修得することも必要であるが，その実技の習得のみならず，なぜこの手技が必要であるかについて根拠を示すべきである。依然この学年においても，倒れた人を発見したら，周囲の大人を呼ぶことを学ぶことが最も重要である。具体的には「反応のないことの確認」「119番通報」や「大人（先生や家族など）を呼び，AEDを取りに行く」，次に「気道の確保」「呼吸確認」「胸骨圧迫」「AEDの使用」の流れである（図2-5）。人工呼吸はこの年代では実技取得が難しいためあまり強調せず，強い胸骨圧迫を主に行わせるようにする。また，救命のために重要である「迅速な通報」「迅速な心肺蘇生法」「迅速な除細動」「迅速な二次救命処置」の"救命の連鎖"について実践を通じて理解することも同時に重要である。

　体格的に胸骨圧迫ができない児童や，技術的に人工呼吸ができない児童がいても，意識が確認でき人を呼ぶことができることで十分人の命を助けることができることを授業では強調する必要がある。

② **小学校高学年におけるBLS授業の留意点**

　小学校高学年（5・6年生）は，低学年と同様に周囲に興味を持つ年代である。しかし，小学校高学年の場合，周囲のことを理解し始め，恥ずかしさを覚える時期でもある。特に口対口人工呼吸は，導

図2-5　倒れた人を発見したら小学校高学年で最低限行うべき行動のフローチャート

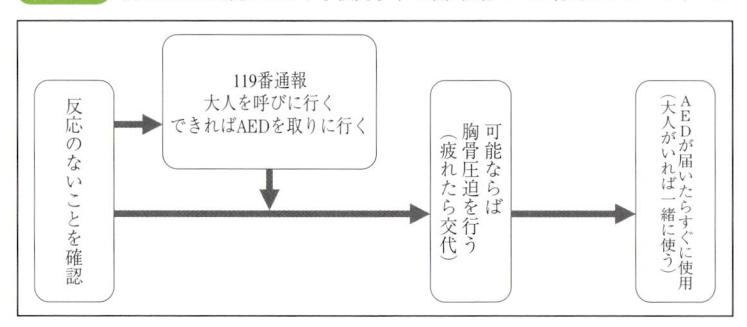

反応のないことを確認 → 119番通報 大人を呼びに行く できればAEDを取りに行く → 可能ならば胸骨圧迫を行う（疲れたら交代）→ AEDが届いたらすぐに使用（大人がいれば一緒に使う）

入を誤るとうまくいかなくなることが容易に想像できる。この年代に対しては，明るく楽しくBLSを習得させることを意識すれば十分な効果を持つ可能性が高い。人の生命の重要性を学ぶこと，楽しく蘇生処置を学ぶこと，できる範囲内の手当を行うことなどを目標とするとよい。

(3) 小学校高学年への心肺蘇生法授業案

小学校高学年では前述した指導要領によって応急手当ができることが記されている。本稿では，90分の内容において，45分を心肺蘇生法の導入教育，残りの45分を実技指導とすることとした。できれば2時間連続したほうがよいが，内容的には2週に分けることも可能である。

【1時間目】「命の教育」（視聴覚・マンガ教材を用いた座学教育，BLSについての意識づけ）	
・イントロダクション	5分
(例) 心肺蘇生法や人が倒れたらどうするか？など具体例を挙げ，児童に質問し導入していく。	
・DVDまたはマンガ教材の視聴	20分
・検討会（図2-6）	10分
(例) よい例・悪い例を対比し，何をどうすればよかったか，また自分自身ならどのような行動をとったかなどを質問し，回答を板書し進めていく。	
・まとめ	5分
(例) 検討会の意見をまとめ，2時間目の実技へ導入する。上記はあくまでも例である。上記内容にとらわれることなく思うように進めてほしい。	
【2時間目】倒れた人を助けよう！（実技）	
・反応の確認と応援，119番通報の要請	5分
・気道確保と人工呼吸	5分
・胸骨圧迫（心臓マッサージ）	10分
・AEDの説明	10分
・心肺蘇生法の流れ（シナリオ2つ）	10分
(例) 学校で来訪者が突然倒れた／野球中にボールが胸に当たり倒れた／駅で中年の男性が倒れたなど，身近に起きうる内容でシナリオを進め，5〜10人単位で心肺蘇生とAEDトレーナーを用いて助けるように進める。	
・まとめ	5分
DVDを視聴しながら各項目を進めていく。指導に当たる教職員は，教室内を回り全体を指導する。	

図2-6 ディスカッションシート

大切な命を助けるために〜私たちにできること〜
年　　組　　番　氏名＿＿＿＿＿＿＿＿

1. なぜ応急手当が必要か

2. よかった例と悪かった例の違い（倒れてから1分間）

3. よかった例と悪かった例の違い（1分〜3分まで）

4. よかった例と悪かった例の違い（3〜5分まで）

5. よかった例と悪かった例の違い（6分〜8分まで）

6. 応急手当の流れ

【授業展開例】

	時間	学習内容	学習活動	指導上の留意点
導入	5分	心肺蘇生法について	水の事故や運動中に心臓震盪などの心肺停止となりうることを説明する。	心肺蘇生法や人が倒れたらどうするか？など具体例を挙げ児童に質問し導入していく。
展開	20分	DVD・マンガ教材の視聴	DVDを進める。	全員がDVDをよく見られるような配慮を行う。
展開	10分	DVD・マンガ教材視聴後の検討会	よい例と悪い例を対比し、ディスカッション形式で進める。図2-6のディスカッションシートを用いてもよい。	よい例、悪い例を対比し、何をどうすればよかったか、また自分自身ならどのような行動をとったかなど質問し回答を板書し進めていく。
整理	5分	まとめ	児童の意見をまとめる。	検討会の意見をまとめ、二時間目の実技へ導入。

【実技授業の展開例】

	時間	学習のねらい	学習活動	指導上の留意点
導入	5分	・簡易型心肺蘇生法人形の組み立てについてや準備 ・本時の説明	簡易型心肺蘇生法人形を組み立てる。	簡易型心肺蘇生法人形であっても大切な命を救う教材であり，人形で遊んだりせず大切に扱うことを注意する。
展開	5分	心肺蘇生法の実技	反応の確認と応援，119番通報の要請，人・AEDの手配。	大きな声で反応の確認をすること，119番要請や人・AEDの手配は人を指名し行う。
	5分		気道確保と人工呼吸	人工呼吸は胸が上がる程度とするが，基本的にこの部分は強調しなくてもよい（できなくてもOK）。
	10分		胸骨圧迫（心臓マッサージ）	1分間に100回のリズムで，クリック音を目標に強く圧迫するよう指導。体格によってはクリック音がならなくても可。
	10分		AEDの説明	DVDによる解説の視聴，もしくは訓練用AEDの使用。
	5分	シナリオ訓練	心肺蘇生法の流れ（シナリオ2つ）10分	例）学校で来訪者が突然倒れた，野球中にボールが胸に当たり倒れた，駅で中年の男性が倒れたなど身近に起きうる内容でシナリオを選び，5～10人単位で心肺蘇生とAEDトレーナーを用いて助けるようチームで進める。
整理	5分		心肺蘇生法の流れをまとめる。	救命できたことを中心に全体をまとめる。

(4) まとめ

　本授業導入によって期待できる学習，教育効果は以下の通りと考えている。

・わかりやすい視聴覚教材を用い討論することにより「人を助ける心」や「命を大事にする心」を養うことができる。

・簡易型心肺蘇生法人形を用いることにより，児童全員に心肺蘇生法を行わせ，実技を行う力を養うことができる。

・教職員が心肺蘇生法の授業を円滑に，また双方向的に提供することができる。

・簡易型心肺蘇生法人形を家庭に持ち帰ることで，親子で心肺蘇生法を行い，家庭内で「命の重要性」について語り合い，家族を思いやる心を育てることができる。

　このような方法を用いれば，計90分程度の学校授業に対応したカリキュラムを構築することになり，日本全体で「賢く生きる」または「生命を考える」に関した効果的な教育法が可能となると考えている（図2-7）。

図2-7 BLS授業前後の手技の自信度に関する意識変化

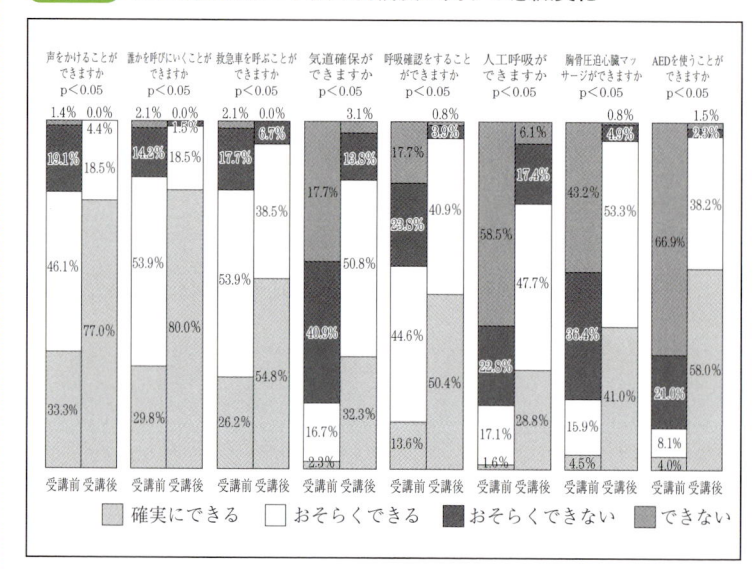

3 中学生への心肺蘇生法トレーニング

　中学生になると，指導要領において小学生より明確に保健体育において応急手当や心肺蘇生法を学ぶことが定められている。したがって確実な手技の取得を目指す。

（1）中学生に心肺蘇生法を教える意義とその根拠

　中学校学習指導要領保健体育科保健分野の目標では，「個人生活における健康・安全に関する理解を通して，生涯を通じて自らの健康を適切に管理し，改善していく資質や能力を育てる」とされている。中学生にBLSを指導する根拠は，学習指導要領に見いだすことができる（表2-4）。

　このうちの（イ）応急手当の方法として，「包帯法，止血法，人工呼吸法などを取り上げ，実習を通して理解できるようにする」とされている。最近では心臓震盪の発生が話題になっているが，野球，サッカー，空手，ラグビーなどのコンタクトスポーツやボールゲームに関わる生徒を監督する立場にある者は，心臓震盪の好発が13歳から18歳であることを考えると，授業や部活動のリスク管理の一環として取り組まなければならない。一部の学校ではBLSを含めた心肺蘇生法も指導しているところもあるが，多くは実技で実施されていないのが現状である。

表2-4　中学校学習指導要領

（3）傷害の防止
ア　自然災害や交通事故などによる傷害は，人的要因や環境要因などがかかわって発生すること。また，傷害の多くは安全な行動，環境の改善によって防止できること。
イ　応急手当を適切に行うことによって，傷害の悪化を防止することができること。

（2）BLS授業の目的とねらい

　最近の子どもたちは，社会的な生命軽視の風潮と相まって「生命というものが，他のなにものによっても代えることができない尊いものである」という自覚が十分でない。本来日本人が持っていた互いをいたわり合う精神が希薄となり，大人社会においては，規律を守ろうとする風土が欠落し，社会の緊張感が，ストレスのはけ口かのように直接的に子どもや高齢者に向けられている。

　また現在，「1．自殺，2．いじめ（少年犯罪，加害者），3．自分の身は自分で守る（連れ去り事件等の被害者）」への対処は，中学生への「心の教育」における緊急課題である。課題解決の根幹は「命の尊さ」の心を育むことであり，その一助としてBLSを指導することが挙げられる。

　授業の位置づけとしては，保健体育（傷害の防止　イ　応急手当）の一環で行うとよい。主題名の例としては，「命の教育〜心肺蘇生法トレーニング〜」などが考えられる。

①中学生におけるBLS授業のねらい

　本授業における第一番目のねらいは「救命の連鎖の理解」である。救命の連鎖における，「迅速な通報」「迅速な心肺蘇生」「迅速な除細動」の概念とその根拠を理解する。

　第二番目のねらいは「命の尊さを知る」ことである。かけがえのない命の尊さを自覚し，人間として誇りを持って生きようとする意欲を高める。

　第三番目のねらいは「人権教育の視点」である。実技実習を通じて人（友達）との関わりを見つめ直し，個性や違いを認め合い，互いに尊重し合う態度を身に付ける。

②中学生におけるBLS授業の留意点

　中学生は感受性の高い年代である。BLS教育に関しても，導入の話題の持っていき方一つで本人の興味を引けるか否かが大きく変わってくることが予想される。この場合，外部講師と教職員との十分な情報の伝達がきわめて重要である。さらに中学生は体格がまちまちであり，全員がしっかりとした胸骨圧迫ができないため，心肺蘇生法の手技の正確性よりも，心肺蘇生法を学ぶことによる倫理観，

人の命を大切にする思いやりの気持ちを育てる。手技ばかりにとらわれず，なぜこの行為が大切であるか，考えさせる時間を設けるとよい。

また，説明ばかりでは記憶に定着しにくいので，実体験の時間をできるだけ多く設け楽しい授業づくりに努める。いまの中学生の実態・理解度を把握するとともに，その後の教育（学校，家庭）に生かすよう指導するべきである。

もう一つ留意しておかなければならないのは成長の程度が個人によって大きく異なる点である。大人並みの身長の生徒もいれば，小学校高学年程度の生徒もおり，対応に注意を払う。

③BLS授業の指導方針

心肺蘇生法と傷害の防止を含めて，45分の授業2コマを用いて，実技を含めて実施する。指導のポイントは，応急手当を適切に行うことによって，傷害の悪化を防止することができることとする。これに加えて教材のDVDまたはマンガ視聴後，クラス全体でディスカッションを行い，内容の一層の理解を深めるため，次のような内容を検討するとよい（表2-5）。

表2-5 ディスカッションシート

1 いじめや差別について話し合い，それらを許さない態度を身につけさせる。
2 他人の個性を認め，互いに強調しあいながら生活することの大切さを反復する。
3 自らの役割を果たすことの大切さや，自他の権利を尊重することの大切さを一層理解させる。

（3）中学生への心肺蘇生法授業案

【1時間目】

・1時間目には「命の教育」のDVDまたはマンガを視聴させる。DVDデッキ・モニターを準備する。DVDの内容として，蘇生できた場合，できなかった場合が収録されている。その違いについて視聴後に考えさせる。
・「命の教育」DVDまたはマンガをもとにディスカッションをさせ

る。蘇生に繋がったポイントや重要な点を復習し，確認する。

【2時限目】

・BLS実技トレーニング

　DVDを使用して，全員同時に実施訓練。人形は簡易型心肺蘇生法人形を使用し，生徒1人に対して1体持たせる。

・AEDトレーニング

　ペーパーAEDやAEDの模擬トレーナーを使用してトレーニングを行う。または10人に1台程度のAEDトレーナーを用意することも可。特にAEDは操作に伴う危険事項等をしっかり指導する。

・評価

　簡易型心肺蘇生法人形では，正しい胸骨圧迫の深さ・リズムをクリック音などを目標に確認。AEDが正しく使用できることを確認。生徒がお互いにチェックしあってもよい。この場合，簡単なチェック表を配布する（図3-38，100ページ参照）。

学習内容	1時限目（45分） ねらい	留意点
応急手当の意義（導入）20分	①DVD「命の教育」を視聴させる（または「命の教育」のマンガを読む）。	
	DVD（マンガ）の内容として，蘇生できた場合，とできなかった場合が紹介されている。	DVD「命の教育」
展開 15分	②DVDの内容についてディスカッションを行う	
	蘇生に繋がったポイント，重要な点を復習させながら行う。	・応援要請が早くできた ・確実にBLSを行える大人の人を探した ・AEDを早く使用した
	2時限目（45分）	
準備	①簡易型心肺蘇生法人形を準備する	
	1人1体持たせ，箱から取り出し簡易型心肺蘇生法人形に空気を入れ，人形を完成させる。	・人形を立てた時に首がしっかり立つまで空気が入れられているか ・人形の顔の表面と気道がしっかりと接続しているか ・胸部圧迫調節チップが"Adult"に調節されているか

	②BLS実技トレーニング	
	DVDを使用して全員同時に実施する。 DVDを①周囲の安全・反応の確認・応援要請，②気道確保・呼吸の観察，③胸骨圧迫，④人工呼吸に分け，①を視聴したらまずそこまでの実技の練習というように順々に細かく分けて進めていく。	
	・BLS実施場所が安全な場所であるか ・両肩を刺激しながら，3段階で声を大きくさせながら耳元で呼びかけたか ・119番通報，AED，近くに医者がいないか，できるだけ多くの人をしっかり要請できたか ・額と，顎先に手をそえ愛護的に気道確保したか ・傷病者の口元へ耳を近づけ，「見て（胸の挙上）・聞いて（息）・感じて（息）・4・5・6・7・8・9・10」と確実に呼吸の有無を確認できたか ・呼吸なしと判断後直ちに，胸骨圧迫できたか ・肘を伸ばし，肩から圧迫部位が垂直で，手底部で，乳頭と乳頭を結んだ点を押しているか ・1分間に100回のリズムで40〜50mmの深さを圧迫できているか ・30回の胸骨圧迫後の人工呼吸2回を1秒で2回，胸が軽く挙上する程度吹き込んだか ・体動が現れたら呼吸の確認をすばやくし，①呼吸あり→反応の確認，回復体位，②呼吸なし→胸骨圧迫再開 ・救急隊へ引継（目撃情報・現在までの経過・AEDショック回数）	

	③AEDトレーニング	
	ペーパーAEDまたは模擬トレーナーを使用，または10人に1台のAEDを使用しAEDの使用方法を指導する。 特に胸部の確認事項（水分・金属・胸毛・ペースメーカー・貼り薬），使用時安全確保（傷病者から離れる，離れるように呼びかけられる）を重点的に指導する	・汗→拭く ・金属→外す，よける ・胸毛→剃る ・ペースメーカー→2～3cm離してパッドを貼る ・貼り薬→剥がして拭く
評価	④簡易型心肺蘇生法人形のクリック音・リズムを確認	

図2-8 中学生に対するBLS授業の効果

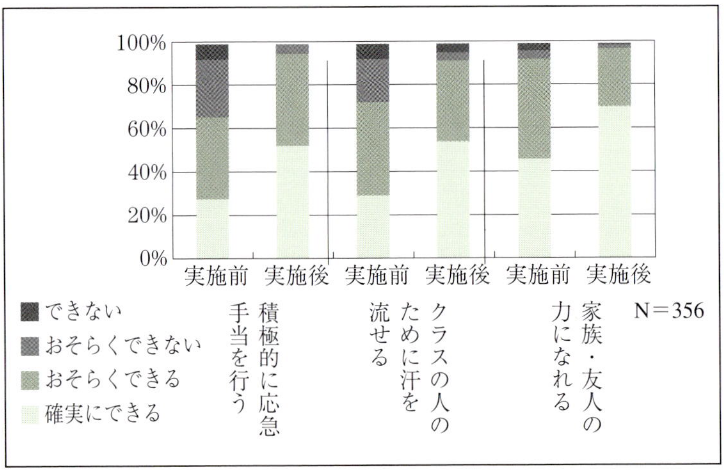
100%
80%
60%
40%
20%
0%
実施前
実施後
実施前
実施後
実施前
実施後
できない
おそらくできない
おそらくできる
確実にできる
積極的に応急手当を行う
クラスの人のために汗を流せる
家族・友人の力になれる
N＝356

現在までに我々の研究では，中学生へのBLS授業をパイロット的に実施したところ，受講した生徒の中で，BLSが実施できるという自信に加え，友人や家族を助ける気持ちや，人のために汗を流すなどの倫理観の萌芽が見られる結果を得ることができた（図2-8）。

【参考文献】

1）文部科学省『中学校学習指導要領解説　保健体育編』東山書房，2005年
2）「大切な命を助けるために」～私たちにできること～（製作：国士舘大学大学院救急システムコース）テキスト

4 高校生への心肺蘇生法トレーニング

　高校生は，健康問題や社会背景を十分理解でき，より能動的に考え始める年齢にある。「応急手当」が保健の「現代社会と健康」の項にある所以は，生涯を通じて健康かつ安全に過ごす心技を身につけ，その自覚を生徒一人ひとりに芽生えさせることにある。そのためには応急手当の意義について理解させる際に，日常生活における緊急事態への対応と，学ぶ意欲を効果的に引き出す工夫が必要である。

(1) 高校生に心肺蘇生法を教える意義とその根拠

　平成14年度から実施された高等学校学習指導要領において，「傷害や疾病に際しては，心肺蘇生法などの応急手当を行うことが重要であること。また，応急手当には正しい手順や方法があること」とされた（表2-6）。またその解説においては，「(ア) 応急手当の意義：一人一人が応急手当の手順や方法を身につけるとともに，自ら進んで行う態度を養うことが必要であることを理解できるようにする」，「(イ) 日常的な応急手当：日常生活で起こる傷害や，熱中症などの疾病の際には，それに応じた体位の確保・止血・固定などの基本的な応急手当の手順や方法があることを理解させ，適切な手当ができるようにする」，「(ウ) 心肺蘇生法：心肺蘇生法の原理や方法に関して理解し，実践できるようにする」としている。

表2-6 高等学校学習指導要領の抜粋

(1) 現代社会と健康 　　我が国の疾病構図や社会の変化に対応して，健康を保持増進するためには，ヘルスプロモーションの考え方を生かし，人々が適切な生活行動を選択し実践すること及び環境を改善していく努力が重要であることを理解する。
オ　応急手当 　　傷害や疾病に際しては，心肺蘇生法などの応急手当を行うことが重要であること。また，応急手当には正しい手順や方法があること

それまでの「現代社会と健康」の項における「救急処置」は、「必要に応じて心肺蘇生法の実習を行う」だったが、「実習を行うこととする」へと一歩踏み込んで改訂された。

(2) BLS授業の目的とねらい

　指導要領が改訂された背景には、高齢化社会や日本の疾病構造の変化に伴い、急を要する場面に遭遇することの危機感や不安感への積極的解消、交通事故や水難事故、地震被害など、緊急時の行動がより現実的課題となってきたことが挙げられる（図2-9）。

　現在の学習指導要領では、体育実技における水泳や水辺活動との連携を図り、安全教育の一環として心肺蘇生法を指導することが期待されている。心肺蘇生法教育は、日常生活はもとよりスポーツ・体育・野外活動など、すべての活動の根底に生命尊重の態度を育む大切な教育である。指導者は学習指導要領をもとに、応急手当を指導し、広めた先に存在するものを常に意識する必要がある。それは人として"互いの命を尊び""命を守りあう"輪を広げ、バイスタンダーの数を増やし、心肺停止傷病者を一人でも多く社会復帰させるという大きな役割を担っている（図2-10）。

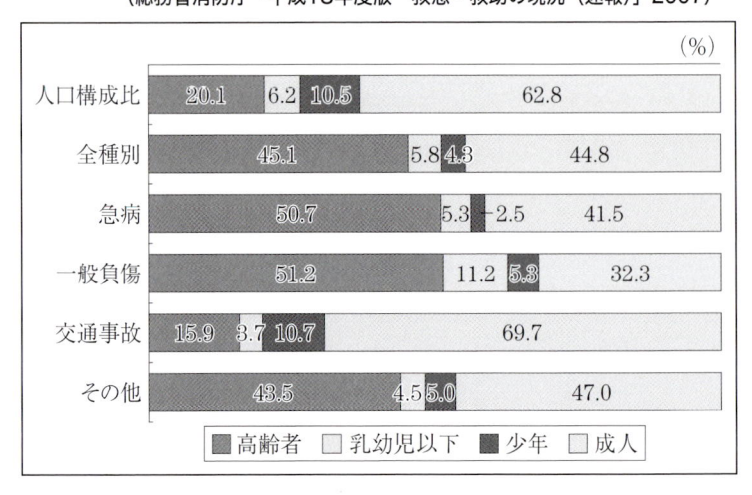

図2-9　救急車搬送人員の事故種別年齢区分構成比
（総務省消防庁「平成18年度版　救急・救助の現況（速報）」2007）

	高齢者	乳幼児以下	少年	成人
人口構成比	20.1	6.2	10.5	62.8
全種別	45.1	5.8	4.3	44.8
急病	50.7	5.3	2.5	41.5
一般負傷	51.2	11.2	5.3	32.3
交通事故	15.9	3.7	10.7	69.7
その他	43.5	4.5	5.0	47.0

図2-10　応急手当の実施数及び実施率の推移（総務省消防庁「平成18年度版　救急・救助の現況（速報）」2007）

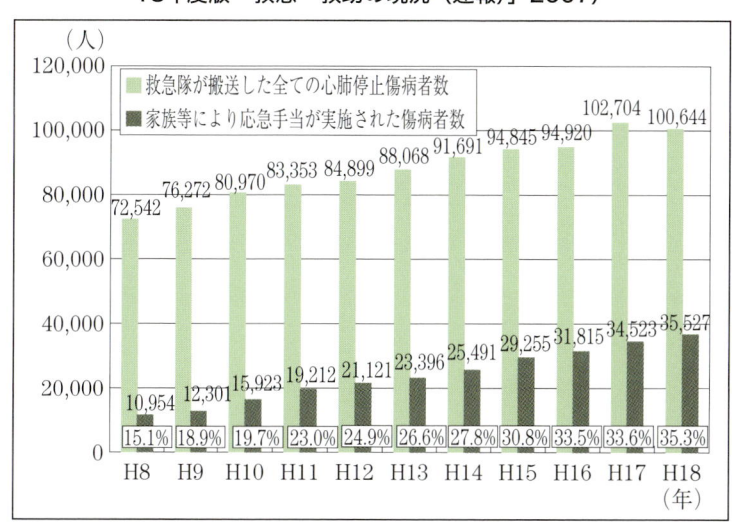

年	救急隊が搬送した全ての心肺停止傷病者数	家族等により応急手当が実施された傷病者数	実施率
H8	72,542	10,954	15.1%
H9	76,272	12,301	18.9%
H10	80,970	15,923	19.7%
H11	83,353	19,212	23.0%
H12	84,899	21,121	24.9%
H13	88,068	23,396	26.6%
H14	91,691	25,491	27.8%
H15	94,845	29,255	30.8%
H16	94,920	31,815	33.5%
H17	102,704	34,523	33.6%
H18	100,644	35,527	35.3%

図2-11　学校教育における心肺蘇生法（藤井正弘，松本貴行　2005）

Communication（関わり合い）
Personality（個性・人格）
Respect（尊重・尊厳）

「いのち」を救う訓練の過程にある教育的要素を大切にしたい。

①高校生におけるBLS授業のねらい

　高校生に心肺蘇生法を指導する目的は，"人のために尽くす"という使命感を心の中心に宿すことを意味する。それは人への慈しみや思いやりを形成する上で，重要な人間教育の1つと言える（図2-11）。冒頭に記されたように，これはまさにWHOの提唱するライフスキルトレーニングの一環であり，"心肺蘇生法の技術は単独で存在するのではなく，その人の人間的な成長と安全への意識，そして使命感を高めることで成熟していく"手段として重要なことである。

　高等学校学習指導要領解説によると，応急手当には（ア）応急手当の意義，（イ）日常的な応急手当，（ウ）心肺蘇生法，と3つの教育の柱が記され，（ア）は生徒の主体的取り組みを引き出せるような工夫が必要である，と記されている。また（イ）と（ウ）を授業

図2-12　アンケート結果（成城学園高等学校「保健体育・応急手当」授業実施生徒109名対象　2006）

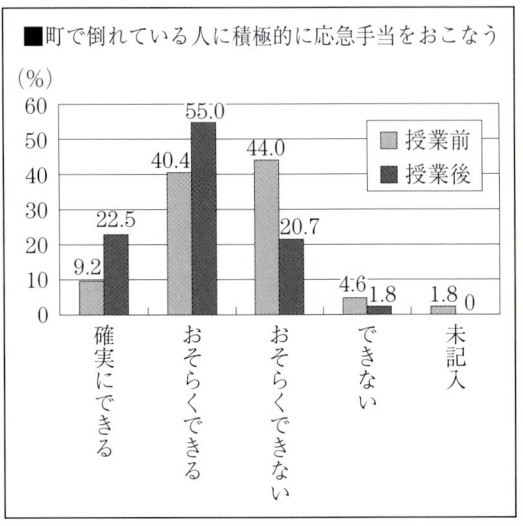

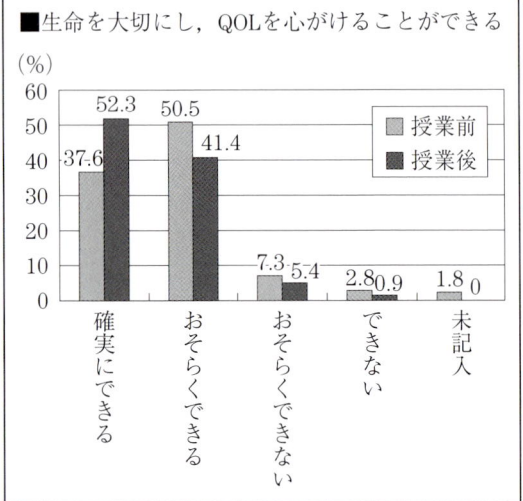

■町で倒れている人に積極的に応急手当をおこなう

	授業前	授業後
確実にできる	9.2	22.5
おそらくできる	40.4	55.0
おそらくできない	44.0	20.7
できない	4.6	1.8
未記入	1.8	0

■生命を大切にし，QOLを心がけることができる

	授業前	授業後
確実にできる	37.6	52.3
おそらくできる	50.5	41.4
おそらくできない	7.3	5.4
できない	2.8	0.9
未記入	1.8	0

展開していく上で重要視すべきは"知る学び"よりも"体験する学び"が主体となることである。つまり，座学による授業に加え，手技の意味を理解させつつ，技術を体得させることが目的となる。時間数や場所，教具などの問題から，座学による授業形態で済ますことだけは避けなければならない。また実践的な授業により，生徒たちの命に向き合う，道徳的精神の芽生えを期待するものでもある（図2-12）。

②高校生におけるBLS授業の留意点

　　高校生は体格的にも，また精神的にも大人の言葉を理解する上には十分な年代である。このため，高校生に対しては，多少の難しい医学用語を用いても大丈夫である。高校生になると心肺蘇生がどういったものかは理解しているので，飽きさせたり，実習で悪ふざけや照れを起こさないように，しっかりと指導者がコントロールすることが重要である。

　　保健体育の中で実践すべき授業計画と内容を示す（表2-7, 8）。一例として高校1年生と2年生の2ヶ年計画★，学習指導要領「（ウ）心肺蘇生法」の授業カリキュラムを提示する。1年次2時間，2年次2時間の計4時間分の授業内容であり，また学習指導要領（ア）の内容は，授業の導入として組み込むものとする。

★補足
学習指導要領では保健の取り扱いについて，「入学年次及びその次の年次の2ヶ年にわたり履修させるものとする」と記載されている。

表2-7 1年次における心肺蘇生法 2時間（50分授業×2）

学習内容	ねらい	留意点
【導入】 応急手当の 意義Ⅰ 25分	■心肺停止状態にある人に対して、人命を救う上でいかに心肺蘇生法が重要かを理解させ、万一の際には一歩前に出る勇気と使命感を高める。 ■心肺蘇生法は心臓と肺を蘇らせるだけでなく、全身はもとより、特に"脳"への血液供給★が重要であることの理解を深める。	①授業に対し積極的に取り組めるよう、短時間で効果的な動機付けを行う。 ②命を救う上で鍵を握るのは、"時間"である。同時にバイスタンダー（側に居合わせた人の存在）の重要性と、救命の連鎖、心肺蘇生法の重要性を理解させる。
【展開】 心肺 蘇生法Ⅰ 65分	■目の前で心肺停止の傷病者に遭遇した際に、「反応の確認」、意識のない時には「協力者、および救急車の要請」「気道確保」などを行う一連の流れが理解できるようになる。 ■「呼吸の確認」方法（見る・聞く・感じる）が正しくでき、呼吸がなければ直ちに正しい人工呼吸、胸骨圧迫が行えるようになる。	③実際に学ぶ心肺蘇生法の全体像を理解し、命を救う緊張感を伝えるためにデモンストレーションを実施する。 ④まずは大まかな流れを理解させるために、指導者の後に続いて復唱しながら、二人一組で実施させる。 ⑤一通りの流れの後に「気道確保」、「人工呼吸」、「胸骨圧迫」についての手技を1つ1つ丁寧に教える。その際に、陥りやすいミスを説明することが有効である。 ⑥自由練習の時間を必ず確保する。後に全体で一斉に行い、大勢の声で騒がしくなる中、正しく自信を持って行うことができるか確認する。また最後に代表して1～2組に皆の前で実演してもらう。
【整理】 10分	■今回学んだ心肺蘇生法により、自身の安全に対する意識を高め、定期的に復習、確認の必要な技術であることを理解させる。	⑦心肺蘇生法は、消えゆく命をつなぎ止める大切な技術であることを再認識させる。最後に救助活動時における感染防止対策についてふれ、双方の安全確保が鉄則であることを伝える。

★脳への血液供給
脳の重さは体重の2.5～3％。消費する酸素やカロリーは他の臓器や筋肉に比べ多く、全体の25％にも及ぶ。心臓から送られる血液のほぼ4分の1は脳に回されていることになる。

表2-8 2年次における心肺蘇生法　2時間（50分授業×2）

学習内容	ねらい	留意点
【導入】応急手当の意義Ⅱ 20分	■日本のバイスタンダーによる心肺蘇生法の実施率や生存退院率などから、その現状と課題を認識する。 ■心肺停止状態に陥る原因となる社会背景や疾病構造を理解し、心肺蘇生法の重要性を再認識させる。また、救命の連鎖に不可欠である迅速な除細動への導入を図る。	①授業に対し積極的に取り組めるよう、短時間で効果的な動機付けを行う。 ②1年次あるいは2年次を通して学習した日本の疾病構造の変化や様々な社会背景から、傷病者に遭遇することの可能性を受け止めさせる。それが大切な家族やパートナーであった時の自分の行動を考えさせる。 ③救急車要請から6分30秒の間に実施する新たな救命の連鎖としてAEDを紹介する。
【展開】心肺蘇生法Ⅱ＋AED 70分	■心肺蘇生法の一連の流れを復習することで、自身に確かな実践能力があるかどうかの問いかけをさせる。 ■AEDの必要性を理解させ、取り扱い方法と利用する際の注意事項を理解する。	④心肺蘇生法の復習を兼ねて、新たなAEDを用いた展開の理解と、命を救う緊張感を伝えるためにデモンストレーションを実施する。 ⑤心肺蘇生法の一連の流れを復習する。生徒の能力に応じて復唱しながら行わせるか、自分たちで実施させるかを決める。いずれにしろ、流れと手技の確認は丁寧に指導する。大切なことはAEDありきではなく、"絶え間ない心肺蘇生法の実施が救命への土台となる"ということである。 ⑥身近にAEDが設置されている場所を認識させたり、実際の実施例を紹介する（コラム32ページ参照）。また、AEDの利用方法や手順を説明する。 ⑦実際にシミュレーショントレーニングとして、傷病者役、救助者A（CPR）、救助者B（AED）に分け、皆の前で実演してもらう。
【整理】10分	■AED取り扱いの際の安全性と留意点を学ぶ。再度、救命の連鎖の初動を担うバイスタンダーの重要性を理解させる。	⑧心肺蘇生法＋AEDは今後も復習、確認の必要な技術であることを理解させるとともに、万一の際には勇気ある一歩を促すよう動機付ける。

（3）高校生の心肺蘇生法実技の評価

　高校における心肺蘇生法評価についても，同様に実技で行うことが望ましい。極端な話だが，気道確保が頭部後屈顎先挙上法という名称であることを記憶していても，確実な手技ができなければ意味がない。しかしながら，実技による評価は人的な問題や客観性の問題が維持できず難しい。このため，筆記による定期試験に振り替えてしまう傾向にある。授業は実技で試験は筆記ということは極めて不自然である。実技試験に1〜2時間を要しようとも，それは大切な経験の場（緊張感の中で試験を行う）であり，自己の振り返りと新たな課題の発見につながる。積極的に実技評価を行い，指導者は生徒の間違いをコンストラクティブフィードバックにて正してやるとよい。「本番（実際の事故現場）でなくてよかった。次に間違えないようにすることが大切だよ…」と，次に向けてのモチベーションを上げることも重要である。100ページの自己点検を含めた評価シートを参照のこと。

（4）まとめ

　心肺蘇生法の普及のため，より多くの人たちが実施できるようガイドラインは改訂ごとに簡略かつ効果的となっている。指導者は生徒の立場に立ち，「なぜ，圧迫回数は30回なのか？」や「なぜ，救助者の呼気で人工呼吸が成立するのか？」などといった疑問に対して，科学的根拠を示すことが大切である。知を深めることは自信になる。それは指導においてはもちろんのこと，実際に遭遇した急なアクシデントに至るまで通用するものである。特に保健体育教諭であれば，そうした場面に遭遇する確率は低くない。実技の授業や部活動において万が一，事故が発生した際には使命を越えた責任がそこに生じる。自身を常に正し，ある一定の技術と緊張感を保ち続けるためには，毎年の保健体育授業における心肺蘇生法は，よき刺激である。つまり，指導者と生徒の双方にとってwin-win状態★が作れる望ましい実技教育環境といっても過言ではない。さらに，その先に果たすべき社会使命を共有することで，1人でも多くの心肺停止

★**win-win状態**
双方が目的を達しつつ共同の利益となるような状態。

状態にある人の命をつなぎ止めることができたらどんなに素晴らしいことか。

　高等学校における心肺蘇生法の授業展開において求めるべきことは，「知っている」から「身に付く」への階段を着実に登ることである。さらに新しいキーワードとして，体得した技術を「人に伝える」ということを掲げたい。冒頭にも示した「命を守り合う輪」を広げることの現実的な展開である。

　最後に，心肺蘇生法を学ぶことで育まれる「人のために尽くす精神」が，生徒一人ひとりの健全なる心身とQOL*向上の誘因となることを願いたい。

★QOL
Quality of Lifeの略で，「生活の質」。人生において多くの社会的役割を実行できる能力だけでなく，自分の生活への満足感や幸福感が含まれる。

【参考・引用文献】
1)『指導者のためのAEDを用いた救急蘇生法の指針』へるす出版，2004年
2)『心肺（脳）蘇生法の実際　改定第5版』へるす出版，2004年
3) 小長谷正明『脳のはたらきがわかる本』岩波書店，2005年
4) 日本ライフセービング協会編『心肺蘇生法教本』大修館書店，2007年
5) 総務省消防庁『平成18年度版　救急・救助の現況』2007年
6)『改訂3版　救急蘇生法の指針』へるす出版，2006年
7) 千原英之進・小峯力・深山元良『ライフセービング　歴史と教育』2002年

5 大学生への心肺蘇生法トレーニング

(1) 大学生へ心肺蘇生法を教える意義と根拠

　大学生には，小・中・高のような学習指導要領はなく，大学内のカリキュラムが内容を規定している。したがって，大学生では成人に対する心肺蘇生法が用いられる。成人に対する心肺蘇生法の指導は次項に譲るとして，この章でいう大学生とは，将来小・中・高校生を指導する立場の学生，特に教職課程を履修する学生を示す。この対象の到達目標は，自ら実技を修得することも必要であるが，児童生徒に正しく心肺蘇生を指導できることである。成人に対する一般的な指導者養成コースでは，消防機関や日本赤十字社が行う心肺蘇生普及員講習会がある。大学における保健体育科教師を目指す学生に対するカリキュラムでは，90分2時限を利用した心肺蘇生法の実技，あるいは通年・半期（15コマ程度）で応急手当全般についての実習・講義があるが，これまでの章で述べてきたように，学校教育の中で90分程度で生徒に心肺蘇生法を実施させるという内容の指導はされていない。

　国士舘大学では，体育学部生すべて（体育学科と武道学科）において，救急処置法実習という履修科目があり，教職課程での必修科目となっているばかりではなく，心肺蘇生法や保健体育で行われる項目，さらには，スポーツ時の傷害や疾病に関しての授業が行われている。表2-9に保健体育科教職課程で学ぶBLS指導者のためのカリキュラムを示す。

(2) 学習の到達目標

　教職課程にいる大学生の一次救命処置に関する実習の到達目標は次のとおり。
　①救命の連鎖を知り，早期除細動を実践できる
　②AEDが到着するまでの基本的心肺蘇生法が実施できる

表2-9 体育学部4年生における授業計画(例)

授業のねらいと概要	心肺停止や多発外傷傷病者に遭遇した場合に適切な処置を正しく実施できる。
教科書	教科書：日本救急医療財団編『一般人のための心肺蘇生テキスト』 参考書：『教師のための2時間でできる心肺蘇生法トレーニング』(本書)
資料・教材	教科書，簡易型心肺蘇生法人形
評価方法	筆記試験・出席・その他実技試験
具体的評価方法	筆記試験・講義ごとのミニテスト・実技試験によって総合評価

授業計画	
回数	授業内容とそれに必要な準備
第1回	心肺停止傷病者に対しての一次救命処置 BLSの概念（心肺蘇生法，救命の連鎖，迅速な除細動の概念），プレテスト
第2回	呼吸の解剖と呼吸の観察と気道確保の意味
第3回	呼吸の観察と人工呼吸（口対口人工呼吸，ポケットマスク・トゥー・マウス★）
第4回	呼吸の観察と人工呼吸
第5回	心臓の解剖と胸骨圧迫の理論と手技
第6回	胸骨圧迫の手技
第7回	AEDの構造と使用上の注意
第8回	PADの概念とAED使用上の注意
第9回	成人の心肺蘇生と小児の心肺蘇生の違い，乳児の心肺蘇生，窒息の手当（ハイムリック法・気道異物除去法），小児の気道異物除去
第10回	心臓発作時の手当・脳卒中の対応
第11回	シナリオをベースとしたBLSとAED　指導技法
第12回	シナリオをベースとしたBLSとAED　指導技法
第13回	筆記試験・実技試験
第14回	筆記試験・実技試験（再試験）

★ポケットマスク・トゥー・マウス
人工呼吸を行う際に，ポケットマスクを用いて人工呼吸を行うもの。知らない相手からの感染に対して有効である。

③正しくAEDを使うことができる

④AED使用後の処置を知り，正しく実践できる

⑤心肺蘇生法を正しく指導できる

前述したように，教職課程にいる大学生は就職した学校において，児童生徒に指導できなければならない。このためには，自らが確実にBLSとAEDを正しく実践できなければならない。

また，単に実践できるのみならず，人に指導するためには心肺蘇

生に必要な解剖やBLSに対する確実な知識も身につけなければならない。消防機関ないし日赤における指導員講習や普及員講習では960分（16時間・2日間）から1,440分（24時間・3日間）の講習時間を必要とする。しかし，学生または教職員にはこのような長さの講習を受講することは難しく，またいったん資格を取得しても，講習会に指導者として参加することが難しいため，資格を維持することは難しい。この大学における指導者育成講習は，90分授業を15回程度（1,350分）の講義内で，蘇生術に必要とされる循環器や呼吸器の解剖・生理を説明するとともに，心肺蘇生術における医学的根拠を教授するため，指導者としての医学的知識を積み上げることが可能である。また，シナリオをベースとしたプログラムにより，より実践的な指導力を育成することもできる。

（3）大学生の心肺蘇生法実技の評価

実技の評価に対しては，実技の各パートに分けて3段階のアナログスケールを用いる（表2-10）。項目として，①反応の確認と応援の要請，②気道の確保と人工呼吸，③胸骨圧迫，④AEDの使用，⑤AED使用後の対処に分けられる。大学の講義においては，各パートの適切なプレゼンテーションののち実技を行う。また評価は実技と同様の時間をかけて行う。

Column 3　消防総監からの感謝状

人命救助を行った国士舘大学体育学部武道学科3年のAさんにB消防署から消防総監感謝状が贈られました。7月7日に東京・日本武道館で行われた東京都ジュニア柔道体重別選手権大会へ，後輩の試合観戦のため訪れていたAさん。その際，観戦席で倒れ心肺停止状態になった男性（78歳）を，同じく観戦に来ていた看護師の女性が発見，胸骨圧迫を開始しました。その様子を見たAさんは，最近講義でAEDについて習ったことを思い出し，即座にAEDを探して手際よく準備，その女性へ手渡すという連携プレーで人命救助に貢献。まもなく救急隊が到着し，病院へ搬送された男性は無事一命を取りとめたということです。

（国士舘大学HPより）

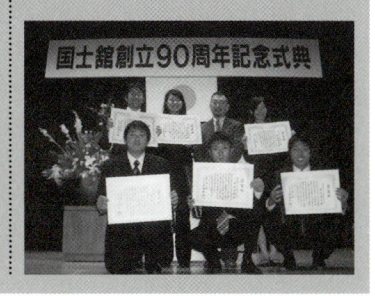

表2-10 実技評価表

	氏名	

処置別評価

反応の確認	呼びかけて反応の確認を行えた	
	声に強弱をつけて反応の確認を行うことができた	
応援の要請	具体的に人を指名し，的確に指示を出すことができた	
気道の確保	気道の確保ができた（頭部後屈顎先挙上法）	
呼吸の確認	正しく呼吸を確認できたか（見て，聞いて，感じて）	
	目線，聞く姿勢が正しく取られていた	
人工呼吸	適切な人工呼吸の処置を行うことができた	
	適切な流量を吹き込んだ（約1秒）	
	ポケットマスクを正しく扱うことができた	
胸骨圧迫	心臓への圧迫方法（姿勢，腕の伸ばし方）が適切であった	
	圧迫の深さが適切であった（40〜50cm）	
	リズムが正確であった（100回/分）	
AEDの使用方法	AEDの使用方法が正しかった	
	パッドの装着位置が正しかった	
	通電時「離れて」という指示がきちんと声に出せていた	
	周囲の安全を確認できた	
回復体位	正しい回復体位がとれた	
	救急隊が来るまできちんと処置がされていた	
全体の流れ	全体を通して流れがスムーズであった	

【評価点数（3段階評定）】
1：手技が全くできていなかった
2：ある程度できていたが，手技に少し不安な点が見られた
3：ほぼ完璧に手技ができていた

評価者サイン

6 社会人への心肺蘇生法トレーニング

(1) 社会人に対するBLS教育の現状

　社会人への心肺蘇生法のトレーニングは，消防機関や日本赤十字社が主に行っている。特に平成17年の消防機関の講習修了者は，3時間講習は114万人，8時間講習は6万7千人が受講しており，さらに3時間以下の講習を合わせると約200万人が受講している。日本赤十字社での講習修了者は40万人である。また近年，AEDの急速な設置に伴い，NPOや会社が組織として行う心肺蘇生法講習会も増えている。その講習の内容は各団体によって多少違うものの，一般的には3〜10人の受講者に対し，1人の指導者が1体の訓練用蘇生人形を用いて行っている。受講に関わる料金は各団体によって異なるが，受講終了後には各団体の認定証が交付され，その有効期間は2〜3年となっている。

(2) 社会人へのBLSトレーニング

　社会人においては，職場でAEDを設置する際に，またAED設置を希望する際に講習が行われる場合が多い。特に会社内のリスクマネジメントとして講習を行うケースが多い。学校内にAEDが設置される際に教職員に行われるBLS講習会は，学校も社会の一部であると考えると，社会人へのトレーニングと同様である。社会人でも，全くの非医療従事者と，医師・看護師などの医療従事者（ガードマンや消防官や警察官など，職務上一定頻度の割合で心肺停止傷病者に遭遇する人々も含む）とに分けられる。両者は講習時間が異なってくる（表2-11）。

表2-11 講習時間の違い

	講習時間
非医療従事者	180分
一定頻度者	240分

(3) 学習の到達目標と評価

　社会人にとって心肺蘇生法講習を行う時間には制約があり，特に3時間を割いて行うことは困難である。最近の研究ではビデオなどの視聴覚教材を用い，30分間の独習で従来の4時間の講習と同等の効果を得たとの報告もあり，認定にとらわれることなく，心肺蘇生法の技術を修得する方法を選択することが必要である。

　また，3時間の講習を受講してもその技術を維持するためには，2年から3年に1回は再受講することが望ましいが，さらに3時間講習の再受講ではなく，短時間で行える視聴覚教材での独習等で補うことも考えられる方法である。表2-12は，編者らがハートセーバージャパンで実施している認定コース（180分）の概要を示している。一般人は認定や試験を必ずしも必要としないので，その際は150分程度までの短縮が可能であり，また簡易型心肺蘇生法人形を用いれば，さらにBLSの時間を20分短縮可能である。

表2-12 一般人向け180分コース

項目	タイトル		時間
講義	新しい日本版心肺蘇生法ガイドラインの概要		30分
デモンストレーション	AED＋BLSのデモンストレーション		5分
デモ／解説	AED＋BLSのデモンストレーションの解説		10分
休憩	休憩		5分
実技	全体進行	反応の確認と応援要請	20分
実技		呼吸の確認と人工呼吸 ＊ポケットマスク・トゥー・マウス ＊口対口人工呼吸	
実技		胸骨圧迫	
実技		意識の確認〜胸骨圧迫 ＊一連のスキルの流れ	15分
実技		AEDの使用方法	10分
休憩	休憩		5分
シナリオステーション	AEDを組み込んだBLSの流れ シナリオNO.1：1shockで回復 シナリオNO.2：1shockで回復，回復体位 シナリオNO.3：1shockで回復せず シナリオNO.4：回復体位，救急隊への申し送り，AED使用後の対応		35分
スキルチェック	実技試験：5分×4回 筆記試験：10分		35分
まとめ	まとめ		10分

BLSが確実に身に付いたかどうかは実技で確認するが，さらに筆記試験で理解度を確認してもよい。章末に例題を示す（表2-14）。

（4）日本赤十字社で行われている講習会

日本赤十字社で行われている講習会の概要を以下に示す。日常生活における事故防止，手当の基本，人工呼吸や胸骨圧迫の方法，AEDを用いた除細動，止血の仕方，包帯の使い方，骨折などの場合の固定，搬送，災害時の心得などについての知識と技術を習得できる。

表2-13　日本赤十字社による講習の概要

基礎講習	受講資格	満15歳以上の者
	受講人員	30名を標準とする
	講習時間	4時間
	講習内容	傷病者の観察の仕方及び一次救命処置（心肺蘇生法，AEDを用いた除細動，気道異物除去）等救急法の基礎
	指導者	救急法指導員，水上安全法指導員，雪上安全法指導員，幼児安全法指導員
	交付される証	全課程修了者に受講証 検定合格者に赤十字救急法基礎講習修了者認定証
	負担費用	1,500円
救急員養成講座	受講資格	救急法基礎講習修了者
	受講人員	30名を標準とする
	講習時間	12時間
	講習内容	急病の手当，けがの手当（止血法，包帯法，固定法），搬送及び救護
	指導者	救急法指導員
	交付される証	全課程修了者に受講証 検定合格者に赤十字救急法救急員認定証
	負担費用	1,500円

（5）消防機関で行われている講習会

消防機関で行われている講習会には，一般人の180分の普通救命講習と，ある一定の頻度で心肺停止の傷病者に遭遇する可能性の高い人（一定頻度者）向けの240分の2つのプログラムがある。非医療従事者向けには180分で行うが，最近では効果的な視聴覚教材を用いることにより，時間を短縮することが可能である。

【普通救命講習Ⅰ（非医療従事者）】

1	到達目標	1　心肺蘇生法及び大出血時の止血法が，救急車が現場到着するのに要する時間程度できる。 2　自動体外式除細動器（AED）について理解し，正しく使用できる。
2	標準的な実施要領	1　講習については，実習を主体とする。 2　1クラスの受講者数の標準は，30名程度とする。 3　訓練用資機材一式に対して受講者は5名以内とすることが望ましい。 4　指導者1名に対して受講者は10名以内とすることが望ましい。

項目			細目	時間(分)
応急手当の必要性			応急手当の目的・必要性（突然死を防ぐための迅速な通報等の必要性を含む。）等	15
救命に必要な応急手当（成人に対する方法）	心肺蘇生法	基本的心肺蘇生法（実技）	反応の確認，通報，気道確保要領	165
			口対口人工呼吸法	
			胸骨圧迫要領	
			シナリオに対応した心肺蘇生法	
		AEDの使用法	AEDの使用方法（ビデオ等）	
			指導者による使用法の呈示	
			AEDの実技要領	
		異物除去法	異物除去要領	
		効果確認	心肺蘇生法の効果確認（一人法）	
	止血法		直接圧迫止血法	
合計時間				180

　一定頻度者に対する普通救命講習は，消防官・警察官・ガードマン，プールや体育施設管理者など一定頻度で心肺停止に遭遇する可能性のある人への講習であり，確実な実技ができているか筆記・実技試験によって評価を受けた者を合格とする，より厳しい基準を設けている。

【普通救命講習Ⅱ（一定頻度者）】

1	到達目標	1 心肺蘇生法及び大出血時の止血法が，救急車が現場到着するのに要する時間程度できる。 2 自動体外式除細動器（AED）について理解し，正しく使用できる。
2	標準的な実施要領	1 講習については，実習を主体とする。 2 1クラスの受講者数の標準は，30名程度とする。 3 訓練用資機材一式に対して受講者は5名以内とすることが望ましい。 4 指導者1名に対して受講者は10名以内とすることが望ましい。

項目			細目	時間（分）
応急手当の必要性			応急手当の目的・必要性（突然死を防ぐための迅速な通報等の必要性を含む。）等	15
救命に必要な応急手当（成人に対する方法）	心肺蘇生法	基本的心肺蘇生法（実技）	反応の確認，通報，気道確保要領	165
			口対口人工呼吸法	
			胸骨圧迫要領	
			シナリオに対応した心肺蘇生法	
		AEDの使用法	AEDの使用方法（ビデオ等）	
			指導者による使用法の呈示	
			AEDの実技要領	
		異物除去法	異物除去要領	
		効果確認	心肺蘇生法の効果確認	
	止血法		直接圧迫止血法	
	心肺蘇生法に関する知識の確認（筆記試験）		知識の確認	60
	心肺蘇生法に関する実技の評価（実技試験）		シナリオを使用した実技の評価	
合計時間				240
備考	1 普通救命講習Ⅱは，業務の内容や活動領域の性格から一定の頻度で心停止者に対し応急の対応をすることが期待・想定される者を対象とすること。 2 筆記試験及び実技試験については，客観的評価を行い，原則として80％以上を理解できたことを合格の目安とすること。 3 2年から3年間隔での定期的な再講習を行うこと。			

表2-14 試験問題例題

以下の問いに○か×をつけてください。

#		問題
1	【　】	呼吸の確認は，「見て，聞いて，感じて」行う
2	【　】	呼吸の確認は，30秒かけて十分に行う
3	【　】	呼吸の確認は，気道を頭部後屈顎先挙上法で開通させた後で行う
4	【　】	一番初めの人工呼吸は2回，2秒かけてゆっくり息を吹きこむ
5	【　】	反応の確認は，強く頬部をたたくことによって行う
6	【　】	反応の確認は，30秒かけて十分に行う
7	【　】	反応がなければ，すぐに119番とAEDの（可能ならば医師も）手配をする
8	【　】	反応がなければ，まずは人工呼吸を試すべきである
9	【　】	呼吸のサインは，「見て，聞いて，感じて」確認する
10	【　】	心肺停止か否かのサインは，頚動脈の脈を確認することである
11	【　】	一般人は脈拍の確認なく胸骨圧迫を実施してよい
12	【　】	AEDは，6歳20kgの小学生なら使用できる（小児用パッド使用時）
13	【　】	AEDの通電ボタンを押す前に，自分と周囲の人の誰もが傷病者に触れていないことを確認しなければならない
14	【　】	AEDが傷病者の心電図を解析している時には傷病者に触れてはならない
15	【　】	AEDが傷病者の心電図を解析している時にも，胸骨圧迫のみは継続する
16	【　】	プールサイドでAEDのパッドを貼る時に，床に水があっても実施は可能である
17	【　】	AEDのパッドの近くに貼付薬を貼ってある場合には，剥がしてから実施する
18	【　】	AEDは，金属アクセサリーをつけている人でも，それがパッドに触れていなければ使用できる
19	【　】	AEDのパッドを貼る面に，汗がある場合にはよく拭いてから貼付する必要がある
20	【　】	AEDは，埋め込み型ペースメーカーを装着している人には使用できない
21	【　】	AEDのパッドを貼る部分に，極端な胸毛がある場合は除毛しなければならない
22	【　】	AEDから「ショックは不要です」というメッセージがでた場合は，必ず血液循環が再開している
23	【　】	AEDから「通電が必要です」というメッセージが出た場合は，傷病者は心停止のうち「心室細動という脈のない心室頻拍」という状態である
24	【　】	人工呼吸と胸骨圧迫は開始したら4サイクル実施し，それから呼吸を確認する

25	【　】	8歳以上に心肺蘇生を行う場合，胸骨圧迫は1分間に100回の早さで行う
26	【　】	8歳以上に心肺蘇生を行う場合，胸骨圧迫は胸が4～5cm沈む程度の力で行う
27	【　】	AEDから「ショックは不要です」というメッセージが出た場合でも，人工呼吸・胸骨圧迫を行わねばならない時もある
28	【　】	8歳以上に心肺蘇生を行う場合，胸骨圧迫と人工呼吸の割合は5：1で行う
29	【　】	口対口人工呼吸での人工呼吸はできる限り力強く大きな息を吹き込むようにする
30	【　】	救命の連鎖の第一のステップは「迅速な通報」である
31	【　】	反応がなく，通常の呼吸がなければ，心肺蘇生を開始してできるだけ早くAEDを装着する
32	【　】	心肺蘇生中に救助者に身の危険が及んだので蘇生を中止した
33	【　】	雨天の屋外でAEDを使用するのは危険である
34	【　】	心室細動は処置されなければ，1分間に7～10％ずつ救命率が低下する
35	【　】	119番通報から救急車が到着するまでの平均時間は6分台である
36	【　】	胸骨圧迫を行う場合，手を置く位置はおよそ乳首と乳首の中間である
37	【　】	胸骨圧迫は，心臓のある右胸を肋骨の上から圧迫する
38	【　】	AEDによってはパッド部分の皮膚に熱傷を起こす場合がある
39	【　】	人工呼吸の際には，毎回気道確保をする必要はない
40	【　】	心停止すべてにAEDで通電の必要がある
41	【　】	心肺蘇生法はいったん開始したらすべて一人で行わなければならない
42	【　】	体の動きや正常な呼吸は，心臓が正しく動いている証拠である
43	【　】	AEDのパッドは，衣服の上から貼っても有効である
44	【　】	心肺蘇生中に正しい方法で胸骨圧迫を行ったが，傷病者の肋骨が折れてしまった場合には，あとで刑事事件として訴えられる可能性がある
45	【　】	AEDで除細動に成功しない場合，心電図の解析結果により3回までは連続して除細動を実施する
46	【　】	AEDで除細動に成功したので，AEDのパッドを剥がした
47	【　】	たまたま居合わせた人が講習を受けずにAEDを使用した場合，医師法に違反する
48	【　】	AEDを反復継続して使用する立場にある人は，講習を終了する必要がある
49	【　】	パッドを貼ろうとする部位に貼付薬が貼ってある場合には，その場所を避けてパッドを貼るか貼付薬を剥がす
50	【　】	AEDの設置者は，AEDの管理に責任を負う

第3章 心肺蘇生法トレーニング Q&A

1 心肺蘇生法を指導する際のポイント

(1) 講習会開催にあたって

　心肺蘇生法講習会を開催する側は，受講生の背景やAED設置状況などを踏まえ，地域性を十分考慮した上での開催が必要である。まず講習会を行う前にその地域のAEDの普及率，さらには市民における迅速なAED処置を含んだ応急手当（PAD）の概念がどこまで浸透しているかを熟知し，AEDを含めた心肺蘇生法の普及を目的としたものなのか，クオリティーの高い心肺蘇生法スキルの習得を目的とした講習会なのかという違いを十分考慮する必要がある。

　学校教育などで指導する際に必要なことは，なぜ学童期，思春期の子どもたちに心肺蘇生法教育が必要なのかを指導する側が熟知する必要がある。また，受講生に合わせた指導方法をよく理解する必要があり，指導者側から受講生側への指導が一方通行にならないよう注意したい。本テキストは教師が心肺蘇生法講習会を授業で行う際の参考テキストとして編集されていることから，以下に挙げる指導する際のポイントは，指導者に対して受講者が複数人を対象とする講習会を想定した指導ポイントとなる。

(2) カリキュラムの準備

　BLS講習会を開く際には，日本救急医療財団から提示されている「一般人のための心肺蘇生法：180分」をベースにして進める。詳細な指導方法については60ページの資料を参考とされたい。大別すると，①講義（15分），②実技（BLSとAEDの使用），③実技評価，④筆記試験から構成される。対象によって柔軟な対応をすることが

望ましい。特に一般人では認定を希望する人ばかりではない。その際には，120分から150分で終了することが可能である。また，ミニアンなどの簡易型心肺蘇生法人形を用いてさらに短縮を図ることが可能である。また，授業に用いる場合は第2章の各学年における指導案を参照されたい。

(3) 講習会中の注意点

講習会中における指導中の注意点を以下に挙げる。

①人形と受講生，指導者の比率

1人の指導者が多数の実技指導を見るには，いかに受講生と訓練用蘇生人形が1対1に近い環境を構築することができるかということが重要なポイントとなる。通常の180分で行われる講習会では，1人の指導者に対し5〜10人程度の受講生が望ましいとされており，1組に訓練用蘇生人形が1〜2体準備されていることが多い。一方で，簡易型心肺蘇生法人形などで1人の指導者で1クラス全員（40名）を指導することを考えるのであれば，受講者と訓練用蘇生人形が1：1の環境を作ることを検討すべきである。

②資機材の準備

BLS講習会を行う際には，①訓練用蘇生人形，②AEDトレーナー，③フェイスシールド，④アルコール綿，⑤評価用紙などを用意する。

③AEDトレーナー

わが国の薬事法で認可されているAEDの機種が3種類あるように，AEDトレーナーも3機種が存在するので，使用方法を熟知する。

AEDトレーナーは機種によって特徴があり，リモコンで操作するタイプや音声ガイダンスのボリュームを変えられるタイプがある。狭い教室等でボリュームをいたずらに上げると，他のブースが聞こえにくくなることがある。つまり，それぞれのタイプの特徴を捉えることが大切である。授業を行う場合には，自分の施設にあるタイプのトレーナーを準備することが原則である。

小児用のパッドがある機種とない機種も存在するので，設置してあるAEDを念頭に講習会の展開方法を考えることが必要である。授業の展開にあっては，受講生の人数とAEDトレーナーの台数，ブー

図3-1 教室を使っての授業案（指導者1人対受講生20人）

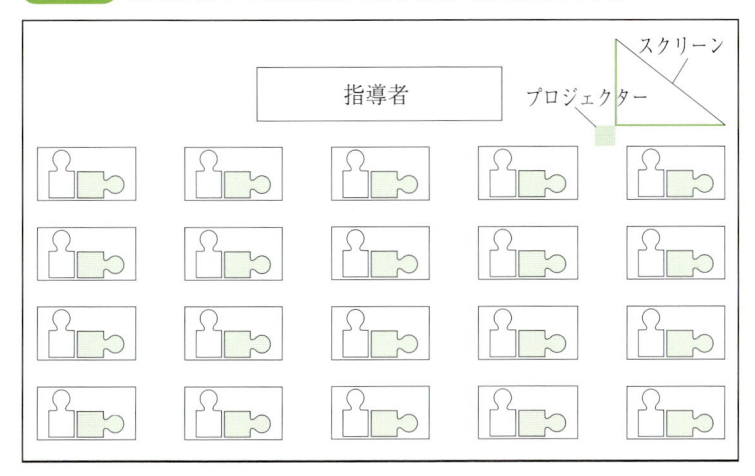

図3-2 体育館などを使っての授業案（指導者1人対受講生4～5人）

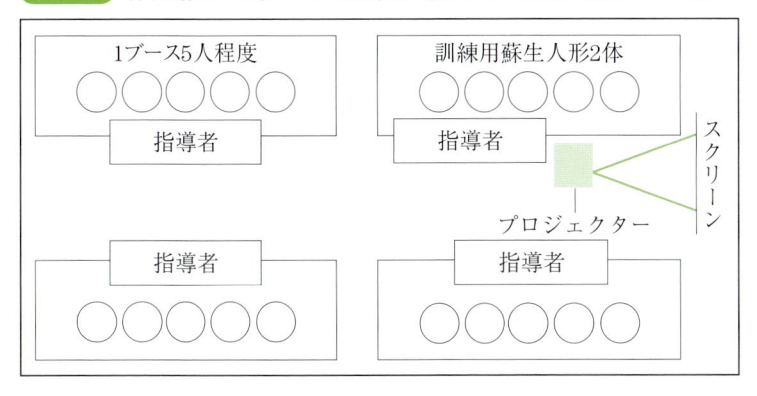

ス数それぞれの比率によって授業内容の検討が必要である。

④受講する環境（図3-1，図3-2）

　訓練用蘇生人形を使った心肺蘇生法講習会で，スキルを行う際に主に2つの実技練習の展開方法が挙げられる。1つは教室で行う場合だが，受講生1人に対し1体の人形があった場合，自分の机の上に人形を置き，全員同時に実習を行うやり方が挙げられる。一斉に始められることから指導者の負担は楽であるといえる。しかし，この方法では一人ひとりに確実に目が届かないという点が問題となる。

　もう1つの方法が指導者1人・人形1体に対し，受講生4～5人がいる場合であるが，この場合は音楽室や体育館など比較的広い場所で，かつ床に腰を下ろせるようなカーペット敷の状態が望ましい。この

場合はブースの進み具合によって，全体の時間に影響を与えるため，可能な限り複数指導者が統制されていることが望ましい。

⑤講習会の安全管理

すべての実習において，受講生の安全管理には十分配慮しなければならない。口対口人工呼吸における感染（ウイルス性・細菌性）の媒介は絶対に避けなければならない。このため，アルコール綿は必ず用意する。また，器具の洗浄・破損によるけがも避けるよう事前に準備を怠らないことが重要である。無理に実習をさせるようなことがあってはならない。生命の危険を感じた場合は，即座に中止すること。

（4）講習会のクオリティー管理について

講習会は，常にクオリティーを維持すべく，内容のチェックを行わなければならない。受講生からアンケート調査を行い，インストラクターへのフィードバックを必ず行い，さらによい内容の講習会を構築していくことが大切である。何よりも受講者が講習会をどのように感じたのか，肝心の知識は把握できたのか，心肺蘇生法の手技は身についたのかというアンケートにより，主催側がフィードバックを受けることは極めて重要である。

また，講習会の指導方法や指導カリキュラムなどを受講生の職域や社会的背景に合わせることで，受講生のスキル習得につながる効率のよい講習会が構築される。

（5）具体的な実技指導方法

指導を行う際には，様々な指導方法を熟知している必要がある。実技を指導する際には特に以下の方法を使い分けることにより，受講生へ効果的に手技を伝えることができる。

①アイ・コンタクト

受講生の信頼を得つつ指導内容の理解をより進めるために，アイ・コンタクトといわれる視線を合わせる非言語コミュニケーション技法を用いる。受講生を上から見下ろしながら指導すると，受講生に

とっては威圧的な印象を受けることがある。威圧感を与えながらの実技習得は効率が悪く，学習意欲を削ぐことにもなりかねないので注意したい。また，実技指導や質問の受け答え時には，一部の受講生と1対1の雰囲気を作らないように注意し，常に全員を意識した視線の配分に気をつけることが重要である。

②ボディー・コンタクト

アイ・コンタクトに加える身振り手振りは，非言語コミュニケーションの一端で指導に幅を持たせる。実技指導は手を添えて行う（スキンシップ）とより受講生との関わりが密に持てるが，異性に対する過剰な接触（ハラスメント）は誤解を受けないように十分注意が必要である。これも1対1の雰囲気にならないよう注意し，指摘場所を複数の受講者に共有させることも重要である。

③体験させる

実技指導の際には，可能な限り受講生に体験してもらう時間を持つことが重要である。指導者の講義や展示，一部の受講生のみの実習は，他の受講生にとってはただじっとしている「受け身」の時間になってしまい，これもまた学習意欲を削ぐ原因につながる。受講生が訓練用蘇生人形を使い手技の訓練を行う機会はそうあるわけではなく，限られた時間の中でいかに効率よく手技を習得できるかは，受講生の受け身の時間をいかに短時間に収められるかという点にある。できるだけ全員が体験し，体を動かしている時間を長く持つような配慮が必要である。

④フィードバック

受講生の実施した行為を評価し，その結果を伝えることがフィードバックである。フィードバックにはいくつかの方法があり，適切に組み合わせることで相手の学習意欲を引き出し，より高い学習効果を提供することができる。

【ポジティブなフィードバック】

よいところを具体的に指摘することで，受講生に印象を残す。

例）「人工呼吸の時の目線が，しっかりと傷病者の方の胸にいっていていいですね。」

【コンストラクティブなフィードバック】

理由や結果を述べ，建設的に改善点を示す方法。

例)「腕をまっすぐ伸ばすとより強く胸骨圧迫しやすくなります。」

⑤双方向的な指導

　指導者から受講生への一方通行の指導にならないよう注意が必要である。知識を増やしていくと，ついつい指導に力が入り一方向的な指導になりやすい。また受講生に手技をやってもらいたいがために何のフィードバックもしないというのも問題であり，受講生のモチベーションを大きく減退させる要因につながってしまう。受講生にとっていまの自分が行った手技がよかったのか悪かったのか，どんな意見でも指導することは極めて大切である。

　もしフィードバック内容が見つからなければ，それを見ていた受講生にどうでしたかと質問をすることも，受講生からの意見を聞き出す有効的な方法である。

(6) 指導者としての注意点

　指導者として受講生に指導するにあたり，前述の指導方法以外に「人を教える」ため以下の注意事項を遵守することが望まれる。

①AEDを含んだ心肺蘇生法の各項目の詳細な知識を有すること

　心肺蘇生法の知識は学んだその日から，即実践力になる知識である。心肺蘇生法の知識を指導するには，指導者自身が当たり前のように心肺蘇生法の手技を熟知していなければいけない。なぜかといえば受講生は，授業を受けたその日からバイスタンダーとなり得るのであり，またバイスタンダーが増えることで助かる命が増えるということをよく指導しなければならない。

　それゆえ間違った知識を指導してしまうことは許されない。実技の指導はもちろん手技についても受講生の理解度に合わせて授業を展開すべきである。最新の日本版ガイドライン（現在は2005年版）などに精通しておくことが重要である。また，受講生から質問され答えられないようであれば専門書を調べたり，専門家に尋ね回答を探し，後日正しい知識をフィードバックすることが必要である。

②受講者の積極的な参加を促す雰囲気をつくること

　受講生が実技に参加しやすい雰囲気と環境を作るよう心がける。受講者が積極的に講習会に参加できない理由は，恥ずかしさやでき

ないという要素が多いため，指導者と同じことをしましょうと言って実技を促すことや，種々のフィードバック技法を用いて受講生を励ますことが必要である。消極的な受講生に無理やり指導することや，積極的な受講生にだけ指導することは全体に悪影響をおよぼす要因になるので極力避けるべきである。また受講生の実技手技の失敗を細かい点まで指摘することや，頭ごなしに欠点を指摘することも同様に受講生の学習意欲を削ぐことになるため注意したい。

さらには，個人の経験論や個人的手技といった私的な指導は受講者の混乱を招くので，根拠に基づいた知識・技術を提供するよう心がける。

③実技展示をつとめる能力を有すること

指導者は心肺蘇生法の重要な実施上のポイントを示しながらデモンストレーションを展示できなければならない。デモンストレーション内容によっては注意点・禁忌事項があるため，自分勝手な心肺蘇生法の指導要領にならないよう注意して展示したい。

講習会導入部分のデモンストレーションは大変重要であり，まったく心肺蘇生法を見たことがない受講生にとってはそれをまねてその後の実技実習に入っていくことになる。状況に応じたデモンストレーション能力も要求されることから，いざ実施する際にあやふやにならないように，平素から繰り返して練習しておく必要がある。

④講習会受講効果を客観的に評価する能力を有すること

指導者には公正で適切な評価を行うことが求められる。主観的な方法では技能評価に限界があることを認識すべきであり，時には訓練用蘇生人形などを用い，質的な評価をフィードバックすることも大切である。いずれにしても，受講生がコース内で身につけたスキルを客観的に評価する能力を事前に身につけておく必要がある。

⑤時間を調節し管理する能力を有すること

授業中という限られた時間内で，幹となる定められた技法を指導することは大変に難しいことである。時間を調節し管理する能力を持つことは指導者として必須の要素である。

指導者は自然と内容を増やしてしまう傾向があるが，付加的な情報を提供すると実習時間が奪われるので時間管理には十分に注意する必要がある。さらに指導者1人に対し，1クラス（20人〜40人）

の受講者がいるわけであるから，全員にスキルを体験させ，かつ必要な知識について体を使い習得させる工夫が必要となる。

(7) 実技指導の進め方

学校教育の中で行われる心肺蘇生法の実技指導進行案を挙げる。すべての実技指導のあり方は，①行動目標提示（これから行うこと），②実技指導，③まとめ，④質疑応答で揃えることが望ましい。

①行動目標提示（図3-3，図3-4）

実技実習で行う行動目標を最初に提示することにより，受講する側は実習内容をイメージがしやすくなり，一度展示するだけで理解・実習の質が変わってくる。心肺蘇生法教育の中でいえば，最初に心肺蘇生の流れをデモンストレーションしておくと非常に効果的である。DVDやテキストを利用することや，心肺蘇生法人形などを用い実技を展示しても効果的である。

しかし，注意しておきたいことは，飲み込みの早い受講生は，一

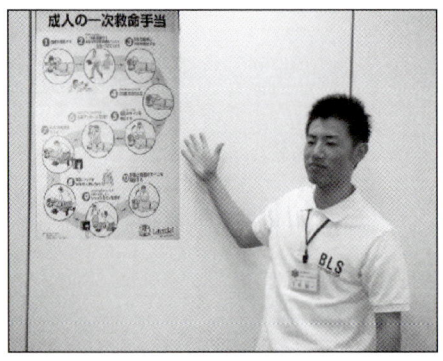

図3-3
掲示物を利用した方法

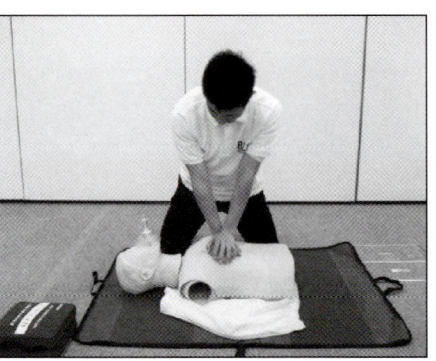

図3-4
実技を展示する方法

度見たものをすべてだと思い込む節がある。展示やデモンストレーションを行う際には，テキストに記載している通り正しく行う必要がある。

②**実技指導**（図3-5，図3-6）

1対少数の指導の際には上からの見下ろす指導は威圧的に感じられるので，受講者と目線を合わせ，アイ・コンタクトをとるよう心がけるとよい。

行ったことの根拠を説明することや，受講者の質問を受けること，重要箇所を強調すること，また反復することは，受講者の理解を深め記憶の定着化を図ることができる。指導する事項をただ単に行わせるのではなく，具体的な根拠，何のために行っているのか，なぜ行っているのかを説明することが重要な指導ポイントとなる。

③**まとめ**

指導した内容について要点を簡潔にまとめる。心肺蘇生法講習の時間は限られているので長々と話すのではなく，簡潔にポイントを指導するよう心がける。指摘するポイントが多すぎる場合は，無理

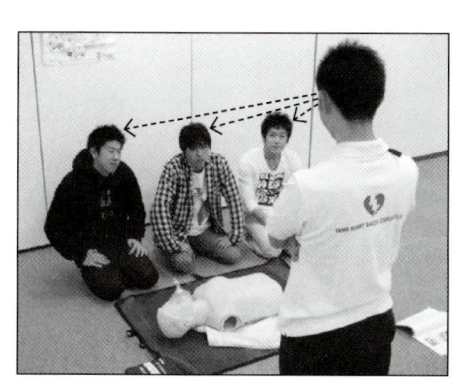

図3-5
威圧的な指導（悪い例）

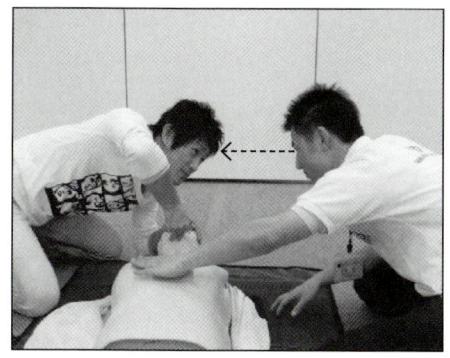

図3-6
目線に合わせた指導（よい例）

にすべてをまとめようとするのではなく，コースの箇所箇所で指導中少しずつポイントを小出しにしていき，最後に特に重要なポイントだけをまとめると効果的である。

　時には，受講生が人形に対し手技の練習をしている最中に黒板やホワイトボードにポイントを板書しておくとか，レジュメとしてポイントを箇条書きにして配布しておくことも効果的である。いずれにしろ指導者と受講生の数が違うのであればあるほど，簡潔にポイントを示し受講生の心肺蘇生法に対する知識を整理させることは，心肺蘇生法講習会において重要である。

④質疑応答

　講習会では非常に重要な項目だが，受講者に質問がないかを実技の最後にまとめて聞くことは大切なことである。質問を受けることにより，指導者と受講生の関係がより双方向性になり，受講生の理解度を確認することもできる。質問について自分の回答が不明確であれば速答を避け，他の指導者がいるようであれば回答を求める。

　限られた中で規定の指導をする場合，出てくる質問1つ1つ丁寧に答えてしまうと時間の管理ができなくなる。しかし受講生からの質問をないがしろにしてしまうと，受講生のやる気を損ねることにもつながるので注意したい。繰り返しになるが，受講生には実技体験を中心に講習してもらい，常に自らで考える教育を展開すべきである。

　また，難しい質問や即答できない場合などは，第一にあいまいに答えないことが大切である。最後に責任者が質問をまとめて受けるなどの対応も必要である。

　また受講生側から何も質問がない場合には，指導者側から簡便な質問をすることで受講生の知識や関心を引き出すことができる。常に受講生の知識の習得を気にかけておく必要がある。

　質疑応答はまた時間の調整をする上でも貴重であり，指導案を作成する際にはどのタイミングで質疑応答を行うのか十分検討が必要である。

【引用・参考文献】

1）田中秀治ら「AEDの出現と心肺蘇生法の変革」『一橋情報』一橋出版，2006年
2）田中秀治監修「Heart Saver Japan BLS＋AED program PROVIDER'S MANUAL」Heart Saver Japan，2006年
3）毎日新聞「救急隊到着前に使用　蘇生率7倍に…」2007年7月5日
4）総務省消防庁『平成18年度版　消防白書』2007年

2 児童生徒に対する心肺蘇生法指導のポイント

(1) BLS実技指導における留意点
　　―初めてBLS授業を行う時に―

　BLSの指導にあたっては，第2章で述べたように学習指導要領の「(ア)応急手当の意義，(イ)日常的な応急手当，(ウ)心肺蘇生法の実技」に沿う必要がある。このうち，まず1時間目において応急手当の導入を行う。実技実習の理由を知ることは極めて重要なパートである。

①BLSを導入する際の効果的な動機付けの方法（例）

◆目を閉じて，自分を支えてくれている人たちの顔を一人ひとり思い浮かべさせる。自分にとって大切な人たちが急に自分の目の前で倒れた場合，何をしてあげられるだろうか，と問いかけるのがよい。残念ながら日本では心肺停止状態にある傷病者の生存率は100人中5～6人である[★]。身近な関係から互いに守りあう社会を目指すためにも「大切な人を守るのは医療機関ではなく，まずは側にいる自分」であるという使命感を持たせるように指導する。

◆たとえ，倒れている人が見ず知らずの人であっても，その人のことを求め，大切に思っている人は必ずいる。「誰もが1分の1の存在」であることの意識をしっかりと持たせる。

◆「いのち」を感じてみる。授業の始まりにあたり生きている証しとなる自分の呼吸や心拍数を数えさせることで，雰囲気を落ち着かせる。また，呼吸や心臓が止まることを心肺停止状態といい，年間10万人を超える人たちが病院に運ばれているという現状理解から，心肺蘇生法の重要性を伝える。

◆倒れている人を助けたいと思うのは人として当たり前のこと。しかし，その一歩が遠のき十分な手当がなされずに，消えゆく命も存在する。それも現実。何が救命活動の妨げとなっているのだろうか。みんなで考えてみる（図3-42）。

★補足
日本における心肺停止者の救命率は欧米の20～30％に比べて約6％と非常に低い状況にある。

◆事故を未然に防ぎ、万が一の際には救助を行う"ライフセーバー*"という人たちがいる。図3-43の写真は不慮の事故で下半身不随になってしまったライフセーバーである。彼は水辺において救助活動を行うことが困難となってしまった。しかし、彼はライフセーバーをやめなかった。"自分にできる力の限り、人に尽くす"という精神から、無線を握り、誇りをもって活動をしている例で

★**ライフセーバー**
人命救助を本旨とした社会活動として、水辺の事故防止のための実践活動に参加している人たちをライフセーバーという。日本ライフセービング協会（JLA）がその有資格者の人材育成と子どもたちへ向けた生命教育を行っている。

図3-42 ワーキング結果

■**何が救命活動の妨げとなっているのか考えてみよう**
（生徒から出てきたすべての内容を記載）

- 保健の授業で少ししか習っていないから。
- 手順等を細かく覚えていないから。
- 知っていてもパニックに陥ると思うから。
- 余計に悪化させてしまうかもしれないから。
- 失敗したら大変なことになるから。
- 倒れている人が怖いから。
- 知らない人だから。
- 適切な対応をとる自信がないから。（だから助けられる自信がない）
- 応急手当の知識と技術がないから。
- できたとしても結果的に死んでしまったら嫌だから。
- AEDがないとできないから。
- 知識がないのに手当を行うのは無責任だから。

※応急手当の知識や技術を伝えることはもちろん、（バックアップ教育の重要性）命を救うことの大切さを学ぶ精神的なアプローチも必要である。（応急手当の意義）

図3-43 下半身不随のライフセーバー

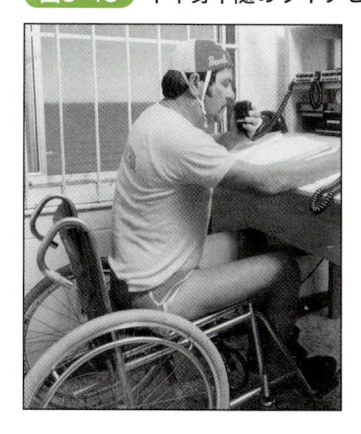

ある。日頃から「僕には○○ができない」とか「これは苦手だから」などと決めつけている子どもたちが多い。下校中に急なアクシデントに遭遇することはある。そんな時，いま持っている力の限り，傷病者にベストを尽くせる人であってほしい。救えなかったことを悔いてからでは遅いのだから。

②応急手当の意義

◆人は心停止後4分もすると高い確率で脳にダメージを受ける。救急車到着は平均6分30秒。バイスタンダーに求められることは，迅速な通報と迅速な心肺蘇生法である。目の前で急に起きたアクシデントに対して驚き，泣き叫び，パニックに陥っているだけで時間は確実に過ぎていく。生徒であれば先生を呼びに行く時間や，そこから通報するまでの時間を加算すると，傷病者が倒れてから救急車到着まで10分近くかかることが予想される。学校のクラブ活動中や登下校，教室の休み時間など，シナリオを用いてシミュレーションさせることで現実的な問題として捉えさせる（図3-44）。

◆図3-45，46は，"救命の鍵を握るのは時間と連携"であることの理解が得やすい。授業の導入時に積極的に活用する。

図3-44 シナリオシミュレーション

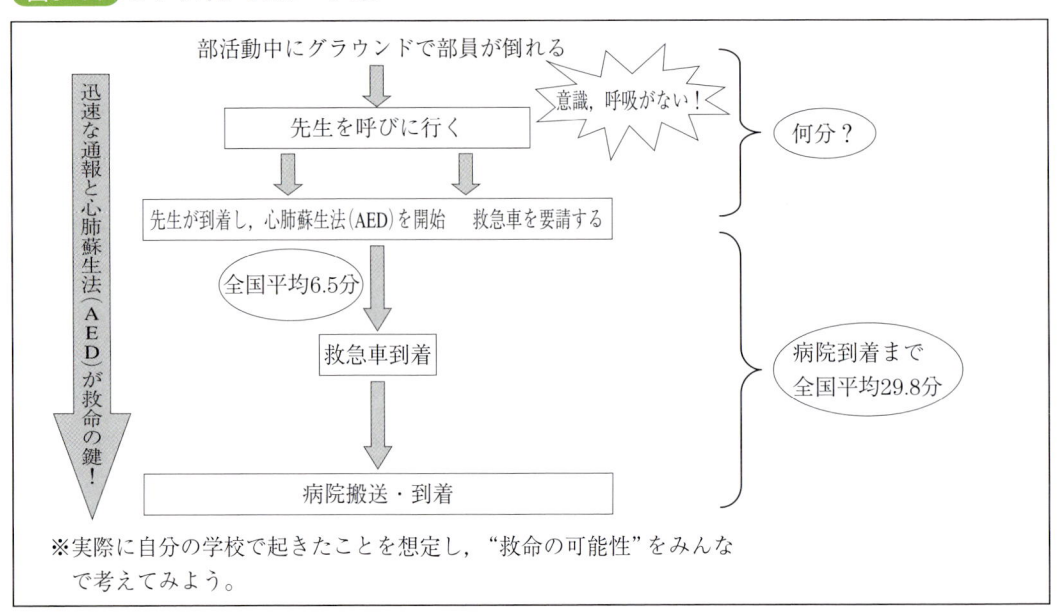

部活動中にグラウンドで部員が倒れる
↓
先生を呼びに行く　　意識，呼吸がない！　何分？
↓
先生が到着し，心肺蘇生法（AED）を開始　救急車を要請する
↓
全国平均6.5分
↓
救急車到着
↓
病院搬送・到着

病院到着まで全国平均29.8分

迅速な通報と心肺蘇生法（AED）が救命の鍵！

※実際に自分の学校で起きたことを想定し，"救命の可能性"をみんなで考えてみよう。

図3-45 ドリンカー曲線

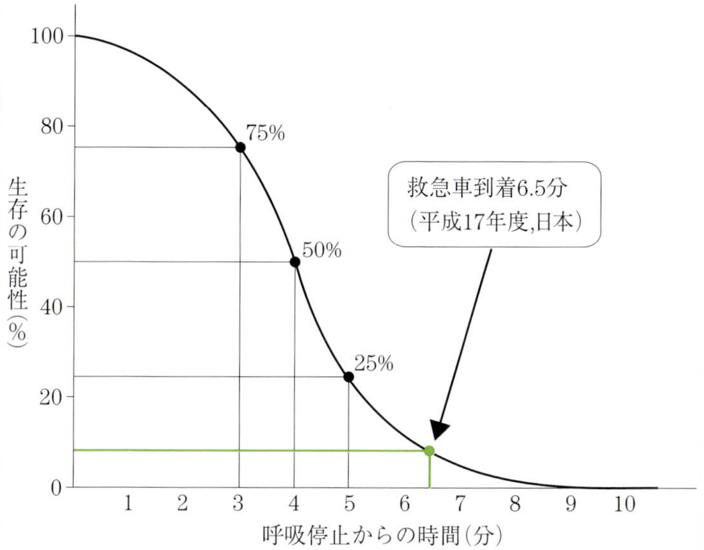
100
80
60
40
20
0
生存の可能性(%)
75%
50%
25%
救急車到着6.5分
(平成17年度,日本)
1 2 3 4 5 6 7 8 9 10
呼吸停止からの時間(分)

図3-46 カーラー曲線

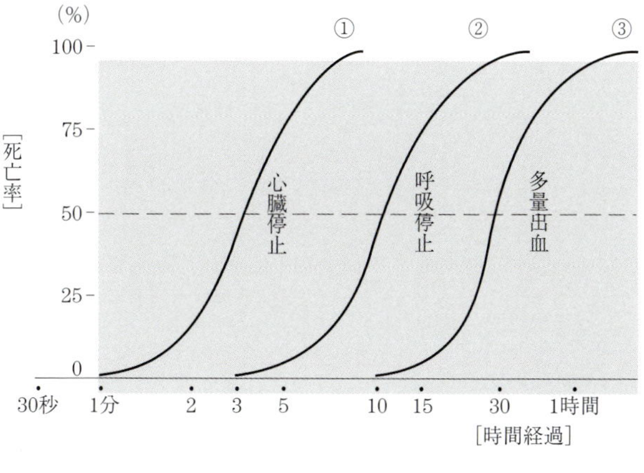
(%)
100
75
50
25
0
[死亡率]
①
②
③
心臓停止
呼吸停止
多量出血
30秒 1分 2 3 5 10 15 30 1時間
[時間経過]

この図は,心臓停止,呼吸停止,多量出血などの緊急事態における経過時間と死亡率の関係を示したものである。たとえば,心臓停止では3分間放置されると死亡率が約50%に(①),呼吸停止では10分間放置されると死亡率が約50%に(②),多量出血では30分放置されると死亡率が約50%(③)になる。このことは,緊急事態が重大であるほど早く適切な処置をしなければ,死亡者が増加することを意味している。

※放置時間が長かった場合には,手当の意味がなくなるというわけではなく,少しでも蘇生の可能性があればその可能性に賭けた積極的な手当が望まれる。

（2）心肺蘇生法の実技と進行例

　心肺蘇生法の実技には，訓練用蘇生人形や，フェイスシールドなどの準備が必要である。効果的な実習のためには，まず，デモンストレーションののち，できるだけ個人個人が多く体験できるように配慮が必要である。以下に実技の指導内容例を示す。

①デモンストレーション

◆心肺蘇生法の実習を行う上で，欠かすことのできないことがデモンストレーションである。ここでのねらいは2つある。1つ目は，心肺蘇生法の手技の全体の流れを視覚情報として大まかに理解してもらうこと。2つ目は，これから行う授業への緊張感や「命」に向き合う姿勢を感じてもらうことである。高校生くらいになると，心肺蘇生法がどういったものであるか大筋の予想はついているが「多少は知っていても完璧にはできない」という現状である。したがって，デモンストレーションを行う時には「ゆっくり，大きな動作で」を心がけるとよい。特にひとつひとつの手技と手技との間を大切にとることで「次に何をやるのか」という予想を与える時間ができる。その間を共有できれば，命に向き合う姿勢が自然と引き出され，受動的になりがちなデモンストレーションが能動的な発想を生みだすことにつながるのである。

◆デモンストレーションを実施する際には，訓練用蘇生人形を用いると，人工呼吸時における口対口人工呼吸の方法や吹き込み量，胸骨圧迫の押す強さやリズムなどといった手技が伝わりやすい。また，レールダル社の訓練用蘇生人形は実在した女の子のデスマスクを利用していることから，こうしたエピソードを話した後にデモンストレーションを実施することで，見ている生徒の緊張感を引き出すことができる（図3-47）。

②心肺蘇生法の全体的な流れの確認

◆デモンストレーションの後に，簡潔に心肺蘇生法の流れを確認する。ここでは生徒に協力してもらい，指導者は口頭にて手技を説明してもよい。ただし，あくまで流れを理解させることが目的であり，細部への指摘は混乱を招くことになるので注意する。

◆全体の流れを確認した後に，2人1組でそれぞれ傷病者役と救助者

図3-47 デモンストレーションを見る生徒

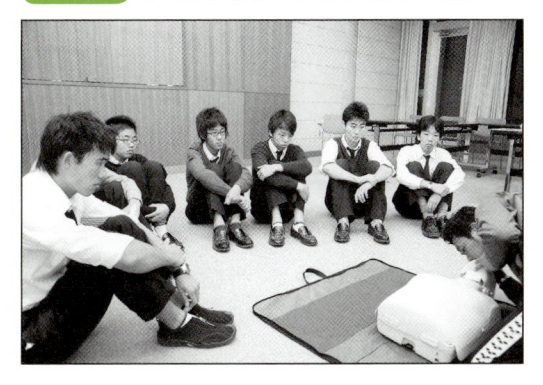

役に分かれ練習する。はじめは指導者の声を復唱しながら実施させるとよい。サポート役の教師がいる場合，生徒と一緒に実演することで手技の手本を示すことになる。時間があれば，あえて3人1組となり，1人は2人がやっているのを見ることによっても学習効果を得ることができる。

③心肺蘇生法の手技についての説明

下の表の下線部分を表題とし，指導実践におけるねらいや工夫となる点をプラスαとして記載した。

```
Ⅰ. 傷病者を発見したら，身の回りの安全（二次災害の危険性）を
   確認し，反応の確認を行う。
                    ↓
Ⅱ. 反応がない場合は，協力者及び救急車の要請，そして近くに
   AEDがあれば持ってきてもらう。
                    ↓
Ⅲ. 直ちに気道確保を行い，呼吸の有無を確認する。呼吸があれば
   回復体位にする。
                    ↓
Ⅳ. 呼吸がなければ心停止と判断し，人工呼吸（2回）ならびに胸
   骨圧迫（30回）を行う。
```

■二次災害の危険性

傷病者が倒れている場所は，交通量の多い交差点，波打ち際，工事現場，火災現場など，救助者自身が二次災害に巻き込まれるケースも少なくない。傷病者を動かさずに応急手当を行うことを原則として，救助者の身の危険や応急手当が困難な場合にのみ，安全な場

所に移動させることとする。

|プラスα|

　周りを見渡すことで救助者の冷静さを得ることもある。傷病者を発見したら，まず周囲の安全確認！と覚えさせるとよい。救助者の安全確保あっての応急手当である。自身の力量を十分に理解した上でベストを尽くすことが大切。「悲しみを増やすこと」だけは避けなければならない。

■反応の確認
　方法は傷病者の肩をやさしく叩きながら耳元で「大丈夫ですか？」などと大きな声で呼びかける。この際の開眼や体動，言葉を発するなどにより反応の有無を判断する。

|プラスα|

　生徒は実習において悪ふざけや照れが生じやすい。反応を確認する際に注意したいのは不用意に体をゆすり，頬を激しく叩いたりすることである。頭部や頸椎などの損傷を考えると，こうした反応の確認方法は適切ではない。しっかりと伝えたい。

■協力者及び救急車の要請
　救助者はできる限り，傷病者から離れることなく，協力者を要請する。またその協力者には救急車の要請（119番通報）とAEDが近くにあれば持ってきてもらう。さらに，心肺蘇生法が必要な際には協力してもらう。

|プラスα|

　「救命の連鎖」（15ページ参照）からもわかるように，救命の鍵はいち早い応急手当と病院への搬送である。どんなに完全な応急手当でも，医療機関への搬送が遅れてはならない。また，その逆も同じである。バイスタンダーは医療機関に命のバトンをつなぐ，大切な第1走者であることの意識を徹底させたい。

■気道確保
　傷病者の意識がない場合に，直ちに行う手当は「気道確保」である。傷病者の頭部を後屈させ（片手を額に置きゆっくりと頭部を後方に後屈させる），顎先を挙上（もう一方の手の2本指で下顎を保持）することで，舌根沈下（ぜっこんちんか）を防ぎ，速やかに気道を開放できる（図3-48，49）。意識のない人に対して気道確保を行う際，"あわてず

第3章 ● 心肺蘇生法トレーニングQ&A

図3-48 気道確保なし

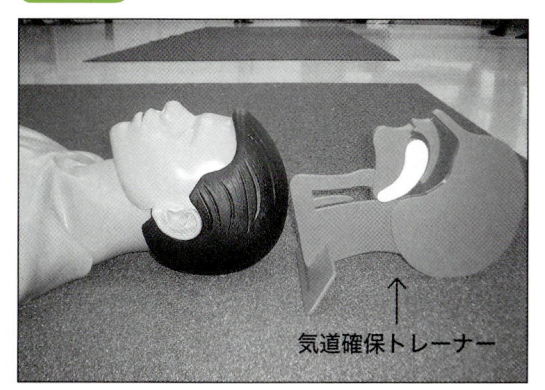

↑気道確保トレーナー

図3-49 気道確保あり

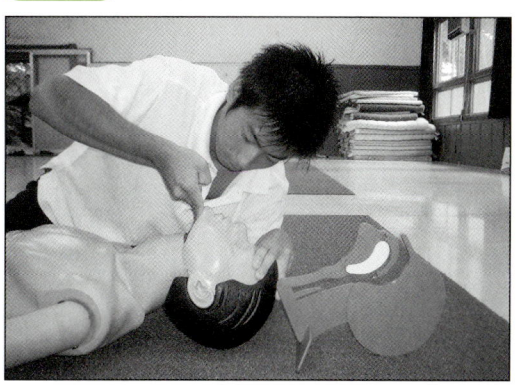

にゆっくり"を心がけたい。勢いよくやってしまうと傷病者の首に負担をかけてしまう可能性があるためである。したがって，頭部を後屈させる逆の手は2本指で顎を保持する程度が望ましい。

プラスα

生徒同士で実践させる前に，座位にて自分自身の頭部を後方に倒した状態と，下顎を引き下げた状態の呼吸の行いやすさを実感させるとよい。その違いから気道確保の大切さを理解することができるだろう。

気道確保は一番簡単でありながらとても重要な応急手当。"たくさんの人に伝えられること"，その心がけを生徒一人ひとりが大切な使命感として持ってもらいたい。

【気道確保の重要性】
○気道確保だけで反応，呼吸が回復した事例がある。
○気道確保が正しくできていなければ，人工呼吸の効果はない。
○気道閉塞の原因である舌根沈下を速やかに解除する。

図3-50 呼吸の確認を行う生徒

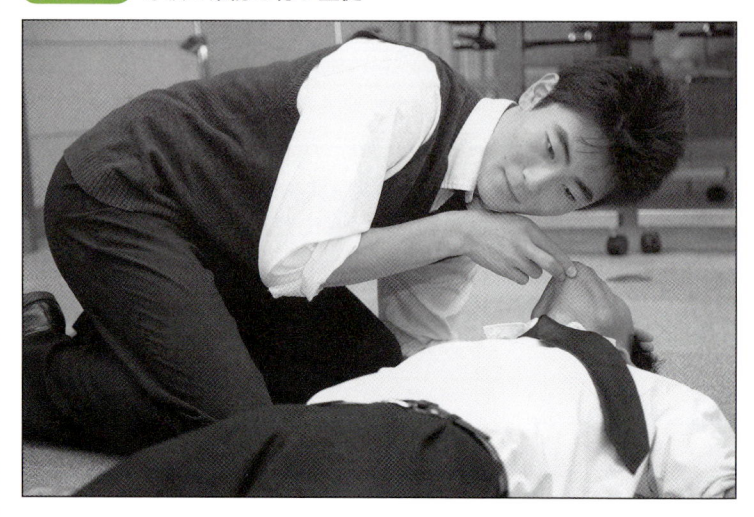

■呼吸の確認

　呼吸の確認は落ち着いて10秒くらいかけて行うことを心がけさせる。方法は傷病者の口元に耳を近づけ，呼吸音を聞き，呼気を頬で感じ，胸の動きを目で見ることの3要素（見る・聞く・感じると覚えさせるとよい）によって，呼吸の有無を確認する（図3-50）。呼吸が確認できない場合や，あえぎ呼吸であれば心停止と判断してよい。

プラスa

　傷病者役に通常の呼吸，浅い呼吸，息を止める，のいずれかを行わせて，救助者役に呼吸の状態を確認させることを体験させてみるとよい。練習で「呼吸の確認，呼吸なし！」と本当の確認をせずに流れで通してしまうことがある。神経質にならない程度に観察の重要性をしっかりと伝えたい。呼吸の確認は心肺蘇生法の中で最も「静」を要する場面である。

図3-51 回復体位デモンストレーション

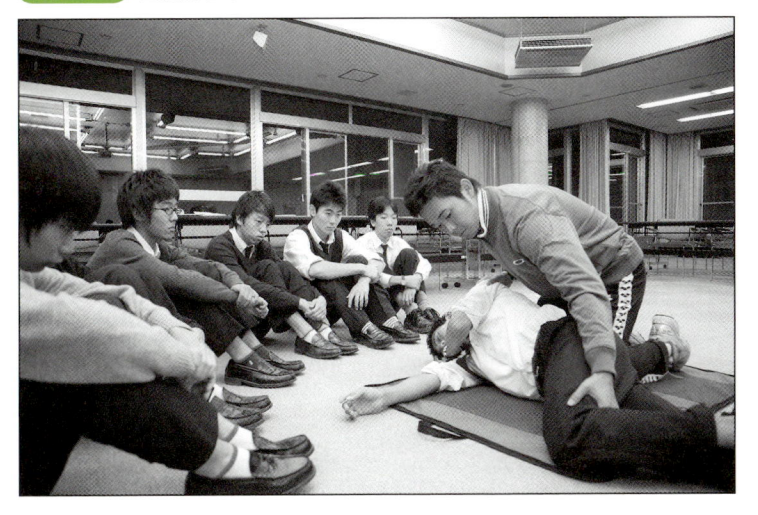

■回復体位

　脱力状態の傷病者役に救助者がスムーズに体位変換が行えるよう，実践を通じてマスターさせたい。

> Ⅰ．救助者側にある傷病者の膝を立てる。それと同じ側の腕を曲げ反対の頬に手の甲を当てる。もう一方の手は身体の向きに対し，垂直に広げる。
> Ⅱ．救助者の身体を密着させながら，傷病者の肩と臀部を持ち側臥位にする。
> Ⅲ．膝を立てたほう（上側）の足で体が前方に流されないようにロックし，頬に当てた手（上側）が傷病者の頭部を正しく保持しているか確認する。

プラスα

　回復体位は，実際に考えさせながら体験させることが望ましい。そのためにも，答え（方法論）をすぐに示さずに，回復体位のイラストや写真を数秒見た後に挑戦させるなど，より積極的な取り組みが引き出せるよう心がけたい。のちに評価しながら正すことで，理解度も増すことになる。

【回復体位の役割】
○気道の確保がしっかりとできる。
○嘔吐への対応に適している。
○反応や呼吸の確認によって，絶えず傷病者の観察が行える。

■**人工呼吸**

　以下は人工呼吸を行う際のポイントである。要点を整理し，実技指導の際にいかしたい。

> Ⅰ．救助者の口対傷病者の口を通して行う，口対口人工呼吸が一般的である。また，対象者が新生児などであれば傷病者の口鼻の両方より人工呼吸を行う場合もある。
> Ⅱ．気道確保の状態を常に保ったまま行うこと。
> Ⅲ．救助者の息を吹き込む際には，傷病者の鼻をつまむことを忘れないようにする。頭部を後屈させた方の手で額をおさえながら親指と人差し指で鼻をつまむとよい。
> Ⅳ．救助者は傷病者よりも大きな口を開けて約1秒間かけて吹き込む。その際に傷病者の胸が挙上することを横目で確認する。救助者の呼気吹き込み時間が短い（フッ！という感じのリズム）ことによって起こるリスク（吹き込んだ呼気が気道ではなく，食道を通して胃に入ってしまう）もしっかりと教える。

プラスα

　人対人で練習する時には，傷病者役の顔の向こう側に呼気を実際に吐いてみる。その時の口の形は「フゥー」ではなく，「ハァー」が適切である。また，人工呼吸をする際に傷病者の鼻をつまみ忘れる生徒が多くいるので注意したい（吹き込んだ呼気が鼻から漏れてしまうため）。訓練用蘇生人形を用いて練習する際には，鼻の閉鎖が弱かったり，救助者の口の開きが狭かったりすると空気の漏れるような音がするので注意が必要である。また，思うように呼気が入っていかないケースとして考えられるのは，気道確保が十分でないことがあげられる。いずれにせよ実際に陥りやすいミスなので，練習させることにより克服させたい。

■胸骨圧迫（成人の場合）

　以下は胸骨圧迫を行う際のポイントである。ここでは特に生徒が疑問を持つ要点ごとに整理した。

> Ⅰ．どこで押すか？
> 　自分の手のひら中で一番硬く，体重が伝わりやすいところ。手のひらの"かかと"（手掌基部）というイメージが伝わりやすいだろう。
> Ⅱ．どこを押すの？
> 　傷病者の両側の乳頭を結ぶ線。ちょうど胸の中心にある胸骨を押すことで，脊柱との間に位置する心臓が圧迫されるしくみとなっている。
> Ⅲ．どうやって押すの？
> 　救助者は傷病者の肩口に立ち膝となり，両肘を伸ばし体重をかけながら垂直に押す。その時，両手はしっかりと重ね，力が一点に集中するよう心がける。
> Ⅳ．押す強さと速さは？
> 　圧迫の強さは胸が40〜50mm沈む程度とし，圧迫と解除（減圧）の時間の比率は1：1となるよう，リズミカルに押す。1分間に100回の速さで行い，解除の際には全く力がかからないようにする。
> Ⅴ．人工呼吸との組み合わせは？
> 　胸骨圧迫30回と，人工呼吸2回を交互に繰り返し，救急隊員やAEDが到着するまで，絶え間なく行う。

プラスα

　『指導者のための救急蘇生法の指針』（へるす出版）では，「口対口人工呼吸をするのに躊躇することがある」という現実的な事柄に触れている。そのような際には，胸骨圧迫のみでも行うこと，とされている。以上のことからも，この手技における自信だけは生徒に持たせたいものである。したがって，訓練用蘇生人形を用いた練習は大変効果的である。教具の台数や時間的な余裕がない場合には，この胸骨圧迫の経験だけでも優先的に実施させたい。いざという時の練習経験の有無が大きな一歩につながるのである。以下にその効果的な練習方法を紹介したい。

> 【テニスボールを圧迫】
> 　テニスボールが半分くらい沈むことを目安に練習する。自分の体重がまっすぐボールに伝わらないとリズミカルに圧迫し続けることができない。練習する際には，傷病者役の脇にテニスボールを置いて圧迫することで，胸骨圧迫のリアルな体験が容易にできる。

④自由練習の場と最終確認
　一通りの流れを伝えた後に，必ず生徒たちの自由練習の場を確保したい。実習において受身的な時間を多く作りすぎてはならない。"身につく"過程には，疑問を感じたり確認することが必要なのである。指導者は視野を広く持ち，できるだけ多くの生徒を見るよう心がける。そのためにも2人1組より，3人1組の方が目をかけやすく，アドバイスを共有させやすい。生徒も仲間同士でのコミュニケーションが図りやすく，2人が練習している際，残りの1人は見ることによって学習効果を高めることができる。

　自由練習の最後に1～2組程度の生徒に実演してもらうが，やりたがる生徒はなかなかいない。そこで，生徒と教師がジャンケンをして，勝ち残った2組にやってもらうという方法を用いる。緊張感を味わえる実演は，勝った人の特権とするのである。

⑤実技授業のまとめ
　実習を通して学んだことを，生徒から引き出すように確認する。また，命を救う行為にはバイスタンダーの存在が必要不可欠であることを再度伝えたい。

　最後に救助者の感染防止の視点から，人工呼吸時に用いるフェイスシールド等の紹介をする。救助者の口と傷病者の口が直接触れることなく，口対口人工呼吸を行える器具である。キーホルダータイプの簡易的なもので，携帯性に優れているため，常に身近に所持させたい。

　余談であるが，授業後にホームルーム等を通じて，あえて担任教師からフェイスシールドを配布してもらったことがある。心肺蘇生法は保健体育科だけが取り組んでいる技術講習ではなく，その存在と意義を教職員側にも理解してもらう意図があった。また，技術を習得した生徒の使命感を高める演出にもなり，大変有効であった。

3 簡易型心肺蘇生法人形を用いた BLS・AEDを指導する際のポイント

本項では，これからの心肺蘇生法教育をより充実させてくれるであろう簡易型心肺蘇生法人形を用いたBLS授業展開例を紹介する。我々はこの教材により，指導者側の授業準備の利便性や授業の進めやすさ，そして生徒の授業に対する姿勢や習熟度等，相乗効果を得ることができることを報告してきた。この教材が今後の心肺蘇生法教育を担う，斬新かつ効果的な教具として，バイスタンダーの輩出に役立つことを期待したい。

授業の組み立てについては，前に示した授業案の展開部分での利用を推奨したい。また，人形付属のDVDをそのまま利用しても30分以内で実施できるので，練習する時間も十分に確保できる。さらにクローズアップしたい点は，DVDや指導者が実演することでしっかりと確認することも可能である。以下の流れにそって説明する。

(1) DVDの再生によるBLSの指導例

①DVDを再生する。指示に従って1人1体袋から取り出し，人形を膨らませる（ここでも心肺蘇生法の重要性などを簡単に指導する）。この際に人形の首が座るまでしっかりと息を吹き込む（図3-7）。

図3-7

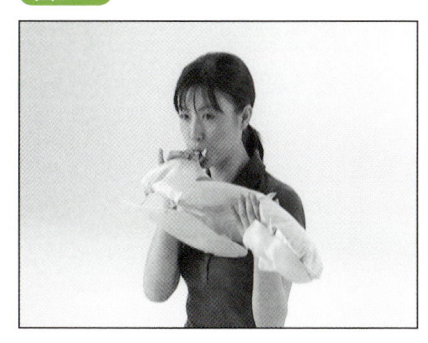

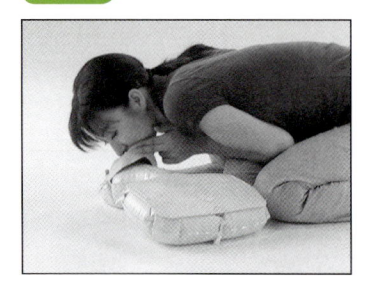

図3-8　　　　　　　　図3-9

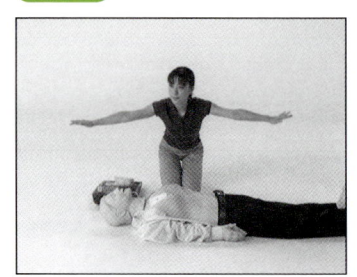

②DVDにそって，反応の確認や協力者の要請，気道確保や人工呼吸，胸骨圧迫など部分ごとに練習を行う。習熟度に応じてビデオを止め，指導する（図3-8）。
③一連の流れを練習し，心肺蘇生法を手技と同時にマスターしていく（図3-9）。
④十分に取得できていない手技はDVDを止め，確実に手技ができるまで繰り返して行う。

(2) 簡易型心肺蘇生法人形による実技指導例

　簡易型心肺蘇生法人形は，本来付属のDVDを視聴しながら2～3人で実技を実施するものであるが，学校・会社などでDVDを視聴できない場合や，プロジェクターや場所の関係で十分なDVD効果を期待できない場合には，DVDだけに頼らず，人による簡易型心肺蘇生法人形の指導法も併せ持っている必要がある。以下に簡易型心肺蘇生法人形を用いた場合のBLS指導法の例を示す。
①袋から取り出し，簡易型心肺蘇生法人形を消毒する（図3-10，11）
②ピンク色のコネクターが外れていないか，気道がねじれてセットされていないか確認する（図3-12，13）
③胸壁の固さを大人用（Adult），小児用（Child）のどちらかに調節する（図3-14）
④簡易型心肺蘇生法人形を正しく膨らませる（写真図3-15，16）
⑤トレーニングに備え，簡易型心肺蘇生法人形の頭の向きを揃える（図3-17）

第3章 ● 心肺蘇生法トレーニングQ&A

写真3-10 顔面の消毒

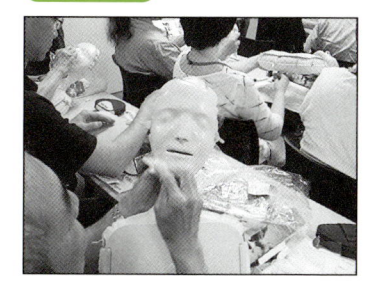

写真3-11 呼気吹き込み口の消毒

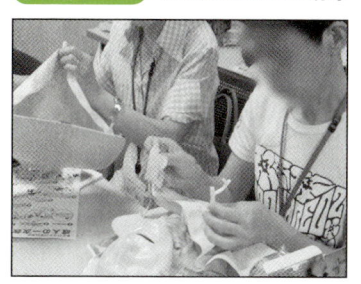

図3-12 トラブル例 気道が外れている

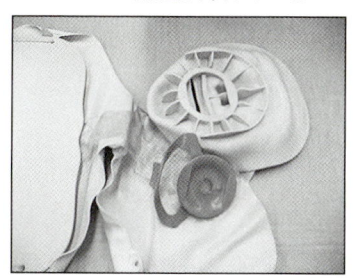

図3-13 トラブル例 顔面が外れている

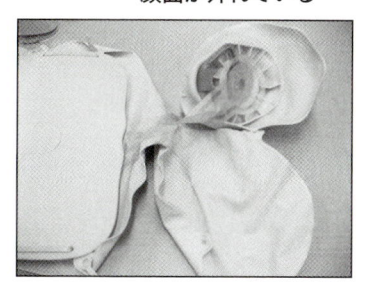

図3-14 胸骨圧迫の強さ選択

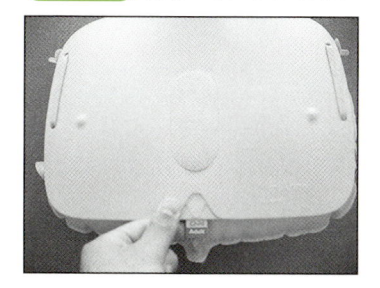

図3-15 十分な空気圧の確認

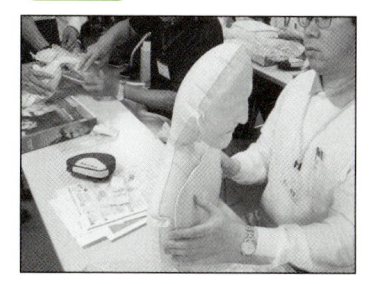

図3-16 不十分な空気圧の例

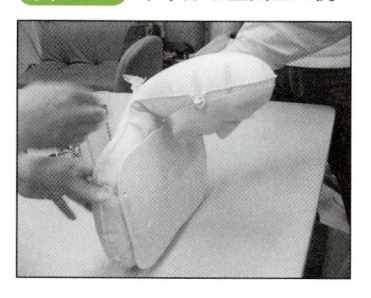

図3-17 全体の統制

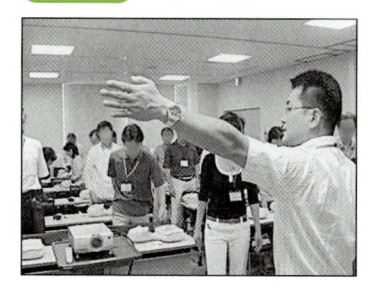

（3）一次救命処置の実技指導

　心肺蘇生法の中には以下の5つのパートが含まれている。したがって，簡易型心肺蘇生法人形コースでも通常の人形を用いたコースでも，AEDの使用法を含めた指導を行うべきである。
　①反応（意識）の確認
　②応援要請
　③胸骨圧迫
　④人工呼吸
　⑤AEDの使用（使用後の対応を含む）
　実技はまず胸骨圧迫を行い，次に人工呼吸を行う。胸骨圧迫は簡単に習得できるスキルなので，受講生が5〜10分で簡単に到達目標に達するからである。その後に，難しい手技である人工呼吸を指導する。

①胸骨圧迫の実技指導
　胸骨圧迫は誰にでもできる実技であり，短時間で正しい実技を身につけることができる。

【全体指導のポイント】（写真3-18，19）
1. 腕をしっかりと伸ばす。
2. 手のひらのつけ根の部分（手掌基部）で圧迫する。
3. 圧迫の位置は乳頭と乳頭の間。
4. リズムは1分間に100回程度。
5. 「カチカチ」音が鳴らない原因として，圧迫の位置が悪い，肘が曲がっていて力がうまく伝わっていない，等が挙げられる。力が弱くて伝わらない人もいる。各項目を修正するとともに，力が足りない受講生に対しては簡易型心肺蘇生法人形のフリッカーを小児用に調整して（図3-14参照）再度チャレンジしてもらう。小児用だと大人用よりも弱い力で音が鳴る。

【受講生の到達目標】
・肘をしっかり伸ばして手が組め，乳頭間を手根部で圧迫している
・胸骨圧迫の際，「クリック音」が鳴る
・適切なリズム（1分間に100回のテンポ）で圧迫できている

図3-18 インストラクターによるデモ

図3-19 腕を正しく伸ばした姿勢

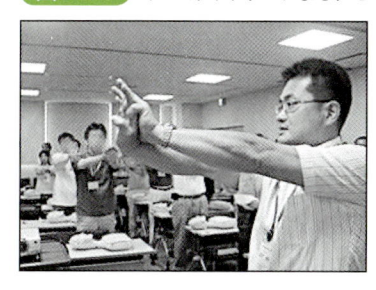

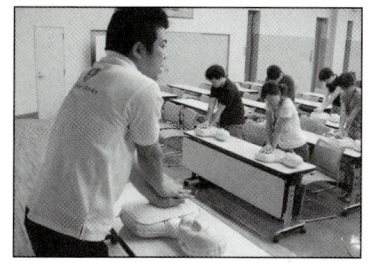

図3-20 気道確保

図3-21 気道が開閉するしくみ

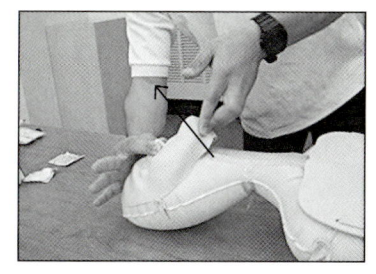

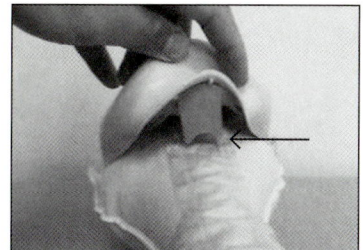

②人工呼吸

　人工呼吸は，感染防御がなければ省略してもよい部分であり，時間をかけて全員が正しいスキルまで到達する必要はない。むしろ，2回の人工呼吸に5秒以上の時間をかけない指導をするのが好ましい。

【全体指導のポイント】（図3-20，21）

1. 先ほど学んだ気道確保の形を維持しつつ額側にある手で鼻をつまむ。
2. 吹き込み方は「フー」ではなく，「ハー」と大きく口を開き吹き込む。
3. 吹き込む時に空気が漏れないように，しっかりと口を開け，相手の口に密着させる。
4. 吹き込みは軽く胸が上がる（1秒）程度
5. 胸骨圧迫の中断時間が長くならないように（5秒以内），人工呼吸は入っても入らなくても2回にとどめるよう指導する。
6. バリアデバイス★を持ち合わせていない場合や，他人に人工呼吸をするのに抵抗が感じられる場合には省略も可能である。

★**バリアデバイス**
感染予防機材のこと。人工呼吸時に相手に直接口を付けることの違和感を解消するとともに，不必要な感染の拡大を防ぐ。フェイスシールド，ポケットマスクなど。

＊ピンク色のコネクター部分をしっかり持ち上げないと吹き込んだ空気が入らないようになっている。しっかり顎先を持ち，気道の確保を行うこと。

【受講生の到達目標】
・気道確保をして鼻をつまみ，吹き込み時に漏れなく吹き込めているか
・1回の吹き込み時間は軽く胸が上がる（1秒）程度で，2回にとどめているか

③周囲の安全確認

【全体指導のポイント】（図3-22）
1. 指を差しながら周囲の安全確認を行う。
2. 自分の身の安全が確保できて初めて救命できる事を強調。
3. 危険と思われるケース
　・車の走行している道路上あるいはその付近で救命するケース
　・マラソンレースなど人が密集した中で救命するケース
　・地震などで崩壊しそうな住宅の中で救命するケース
　・プールで溺者を引き上げた直後に水で全身がぬれているケース

【受講生の到達目標】
・指差し呼称をしながら「周囲の安全確認」ができ，自分の身の安全確保ができる。

④反応（意識）の確認

【全体指導のポイント】（図3-23）
1. 両肩を叩きながら，刺激を段々強くしていく。
2. 叩いて刺激を与えるのと平行して声掛けも同時に行う。叩いての刺激同様に，声の大きさも段々と大きくしていく。
3. ただ寝ているだけの人もいる可能性もあるため，最初与える刺激は優しく，愛護的に行う。

【受講生の到達目標】
・両肩を叩きながら呼びかけ，声の調子をだんだん上げ，「反応の確認」ができる。

⑤応援要請

【全体指導のポイント】（図3-24）
1. 倒れた人の反応がなければ，大きな声を出して周りの人へ知ら

図3-22 周囲の安全確認

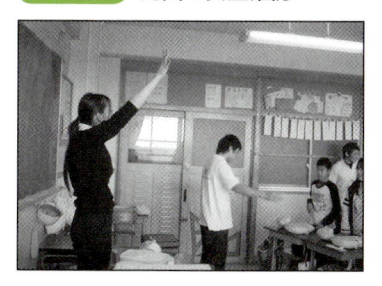

図3-23 反応（意識）の確認

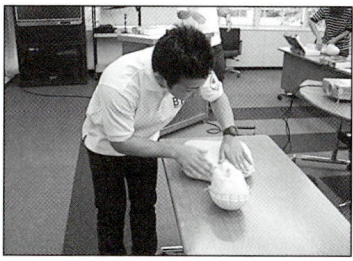

図3-24 応援の要請

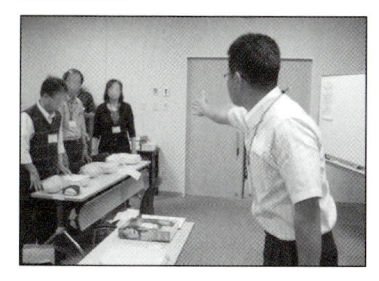

図3-25 正しい気道確保

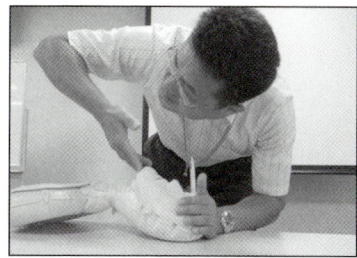

　　せ助けを呼ぶ。
2. 人が来たら，「119番」「AED」「周りに医師がいないか確認」の要請を行う。
3. 応援要請を行う際，具体的に相手を指し，応援を呼んでもらうように指示する。（例：そこのグレーのシャツを着ているあなた，119番をお願いします）

【受講生の到達目標】
・要請する相手をしっかり指し，応援の要請「119番」「AED」「周りに医師がいないか確認」ができる。

⑥呼吸の確認

【全体指導のポイント】（図3-25）
1. 見て（目線は胸の挙上を見る）
2. 聞いて（呼吸の音を聞く）
3. 感じて（頬で息を感じる）
4. 顎先をしっかりと持ち上げるように気道確保を行う。
5. 受講生に上を向いた状態，下を向いた状態で呼吸をしてもらい，どちらが呼吸をしやすいかを体験してもらう。その上で，気道確保の効果を確かめる。

【受講生の到達目標】
・顎先がしっかりと上がり，気道の確保ができる
・胸を見て，頬を口元に近づけ，呼吸の音を聞いて，呼吸の確認ができる

＊簡易型心肺蘇生法人形使用の注意点（図3-26）
・胸骨圧迫をしていると，段々空気が抜け，「カチカチ」音が鳴らなくなってくることがあるので再度空気を入れなおす
・簡易型心肺蘇生法人形に大人用のAEDパッドを貼る際，胸部が簡易的になっているため，側胸部へパッドが貼れないという場合がある。この場合は多少，はみ出してもよいので胸があるものとして貼る
・バリアデバイス（フェイスシールド，ポケットマスク）を使用しようとすると，うまくフィットせず入れにくいという場合がある。この場合は直接，口対口人工呼吸をしてもらう

⑦AED操作の指導

【操作手順】（図3-27，28，29）
1. 緑のボタンを押して電源を入れ，アナウンスに従う
2. アナウンスに従いパットを取り出し，胸の確認をした後にパッドに書いてある絵の通りに装着し，解析を行う
3. 電気ショックの必要があれば充電されるので，オレンジ色のボタンを押して電気を流す

【パッド装着時の注意点】（写真3-30～33）
　パッド装着時に，以下の項目を確認する。「汗・水分」「貴金属類」「貼付薬（ニトロダーム等）」「体毛」「人工ペースメーカー」

表3-1　AEDパッド

	成人用	小児用
年齢	8歳以上	1歳以上8歳未満
体重	25kg以上	25kg未満
備考	小児に対して小児用パッドがない場合，緊急避難的に大人用パッドを用いて使用することができる。	・外装に水色ラインあり ・大人に対して小児用パッドを用いても必要な電流量が与えられないため使用不可 ・1歳未満の乳児に対してはAED使用不可

第3章 ● 心肺蘇生法トレーニングQ&A

図3-26

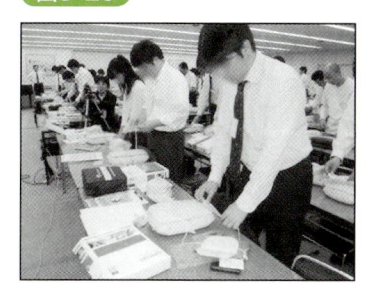

図3-27 AEDトレーナー

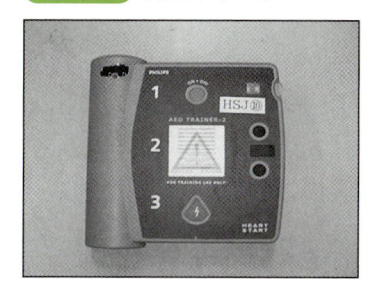

図3-28 成人用AEDパッド
（出力150ジュール）

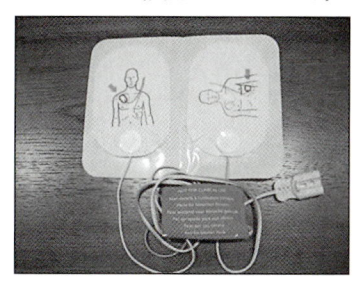

図3-29 小児用AEDパッド
（出力50ジュール）

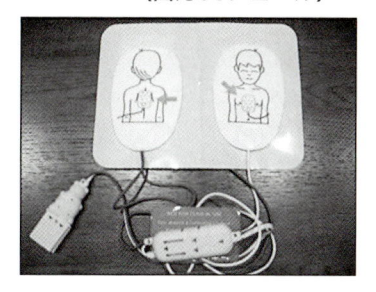

図3-30 体内埋め込み式ペースメーカー

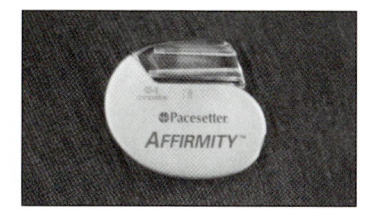

図3-31 心臓病の貼付薬
（ニトログリセリンパッチ）

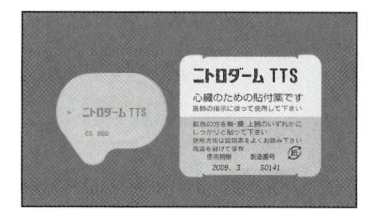

図3-32 体毛除去用のひげそり

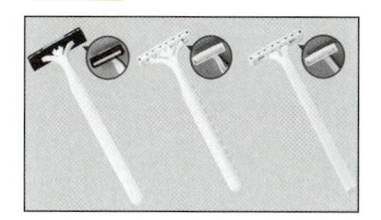

図3-33 金属製ネックレス

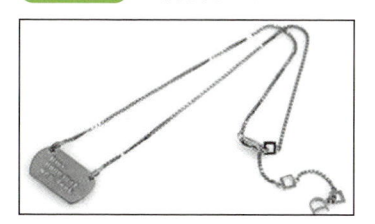

97

【AEDショックボタンを押す際の注意点】（図3-34）
　ショックボタンを押す際に，倒れた人に触れていると感電してしまう恐れがあるため，誰も触れていないことを確認してからショックボタンを押す。

【AEDトレーナー器使用時の注意点】（図3-35）
＜フィリップス社製，日本光電社製，メドトロニック社製　共通＞
　簡易型心肺蘇生法人形に小児用パッドを装着する際，パッドのイラスト通りに貼ると背部の部分は人工呼吸の肺の部分に貼ることになってしまう。肺は柔らかいビニール素材で作られているため，破れる場合がある。ビニール製の肺の部分に貼らないように注意する。

＜日本光電社製，メドトロニック社製＞（図3-36，37）
　日本光電社製ならびにメドトロニック社製のAEDトレーナー器はリモコン操作式なので，受講生のAED操作に合わせてアナウンスを変えなければならない。よって，複数のAEDを同時に操作するのが困難である。

＜フィリップス社製のみ＞
　コネクター差し込みをパッド装着前に行ってしまうと，次のアナウンスに進んでしまう。そのため，AEDトレーナーはパッドを装着してからコネクターを差し込むように指導する。

⑧シナリオを用いた想定訓練
　自分の身の周りで起こりやすい事故を用いたシナリオ（想定）で練習する。例えば，教職員であれば子どもが倒れた，駅員であればホーム・改札で人が倒れた，という事例である（表3-2）。
　自分の身の周りで起こる「いざ」という時のケースを一度シミュレーションして経験しておくと，実際にそのようなケースに当たった時に何をすればよいのかがわかっているので，救命手当をする第一歩へとつながる。
　予備知識がないと，まずは何を実施すればよいのか考えることから始めなくてはならないが，一度経験しておけば比較的早い段階で行動に移すことにつながる。

第3章 ● 心肺蘇生法トレーニングQ＆A

図3-34 AED使用の際の周囲の安全確認

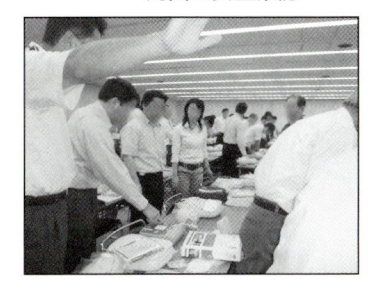

図3-35 小児用パッドを貼る位置に注意

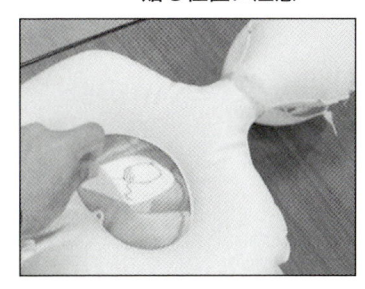

図3-36 日本光電社製AED

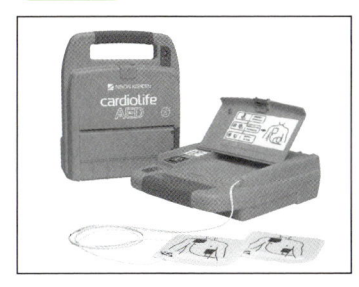

図3-37 メドトロニック社製AED

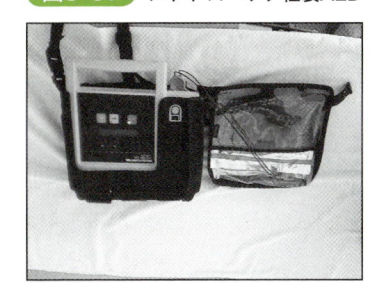

表3-2 シナリオの一例

想定1	あなたはいま，マラソン大会に参加しています。すると突然，前を走っていた60歳代の男性が倒れました。近くには救護所があるようです（付与する項目：汗）。
想定2	あなたはいま，成田空港にいます。すると目の前にいた外国人が突然倒れました。空港にはAEDが設置されています（付与する項目：胸毛）。
想定3	あなたはいま，裁判所に来ています。裁判を傍聴していると，判決を言い渡された被告人がショックのあまり卒倒しました。裁判所にはAEDが設置されています（付与する項目：貼付薬）。
想定4	あなたはいま，スポーツジムに来ています。ジムのシャワー室で大きな音を聞き，駆けつけると男性が倒れていました。このスポーツジムには，AEDが設置してあります（付与する項目：水分）。
想定5	あなたはいま，会社の重役会議に参加しています。すると，社長が突然胸を押さえて倒れました。この会社にはAEDが設置してあります（付与する項目：人工ペースメーカー）。
想定6	あなたはいま，少年野球大会の観戦中です。すると投手が打球を胸に受け，崩れるように倒れました。見たところ体重は20kgくらいのようです。この野球場にはAEDが設置してあります（付与する項目：小児用パッド）。

⑨簡易評価表を使用した実技の評価

実技スキルに関しては，受講生2人が互いに評価し，1人のインストラクターがフィードバックするのがよいと思われる。

簡易型の実技評価表を用いてお互いの実技を評価し合うことにより，スキルの習得を高めることができる。また，実技を評価することにより，受講生の集中力を維持する効果も期待できる。

【評価の項目】

○反応の確認　　　　○呼吸の確認　　　○胸骨圧迫の位置
○胸骨圧迫のリズム　○胸骨圧迫の深さ
○AEDの操作要領　　○AEDショック後の対応
○救急隊への引き継ぎ

【使用方法】

シナリオを用いたトレーニングで3人1組を作り，1人目が実施者，2人目がAED・救急隊役，3人目が評価者となりスキルの評価を行う。評価者は評価表に基づきフィードバックを行う（図3-38）。

図3-38　簡易評価表

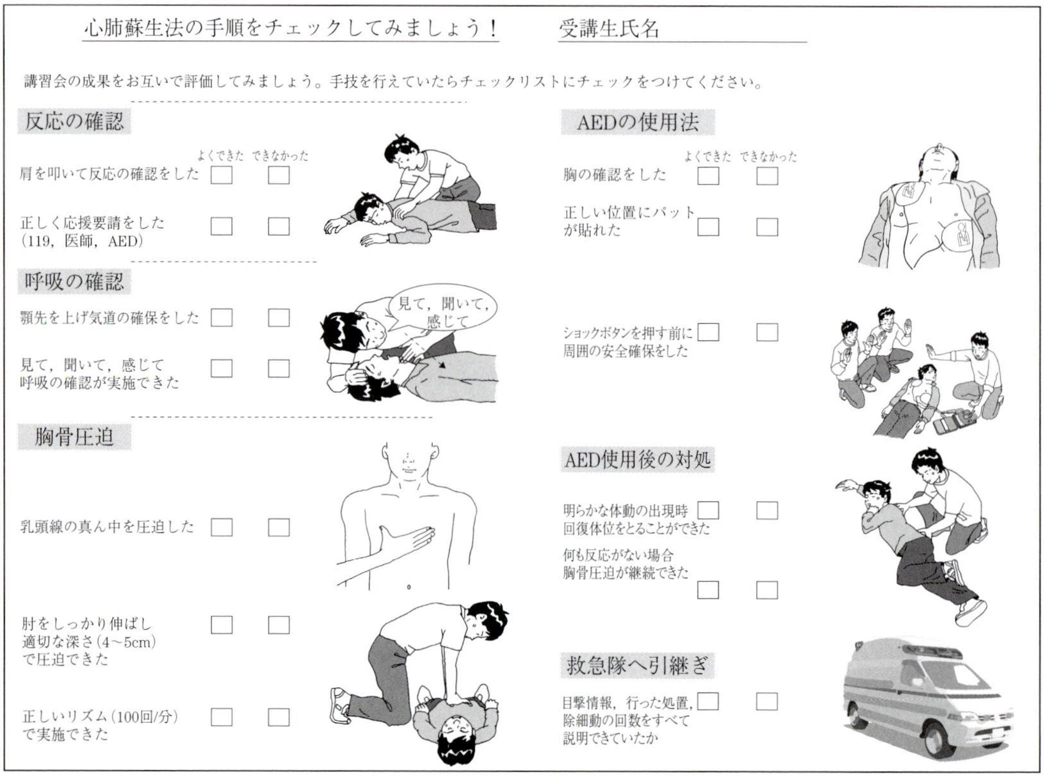

心肺蘇生法の手順をチェックしてみましょう！　　受講生氏名

講習会の成果をお互いで評価してみましょう。手技を行えていたらチェックリストにチェックをつけてください。

反応の確認

	よくできた	できなかった
肩を叩いて反応の確認をした	□	□
正しく応援要請をした（119，医師，AED）	□	□

呼吸の確認

| 顎先を上げ気道の確保をした | □ | □ |
| 見て，聞いて，感じて呼吸の確認が実施できた | □ | □ |

胸骨圧迫

乳頭線の真ん中を圧迫した	□	□
肘をしっかり伸ばし適切な深さ（4～5cm）で圧迫できた	□	□
正しいリズム（100回/分）で実施できた	□	□

AEDの使用法

	よくできた	できなかった
胸の確認をした	□	□
正しい位置にパットが貼れた	□	□
ショックボタンを押す前に周囲の安全確保をした	□	□

AED使用後の対処

| 明らかな体動の出現時回復体位をとることができた | □ | □ |
| 何も反応がない場合胸骨圧迫が継続できた | □ | □ |

救急隊へ引継ぎ

| 目撃情報，行った処置，除細動の回数をすべて説明できていたか | □ | □ |

（4）終了後の簡易型心肺蘇生法人形の片付け，保管方法

【簡易型心肺蘇生法人形片付けの際の注意】（図3-39 〜 41）
・顔全体，吹き込み口（ホース），その他汚れている部分をアルコール綿で拭く
・アルコール綿で消毒しながら，破損の有無の確認も行わせる
・簡易型心肺蘇生法人形を袋に入れ，写真のように胸が表になるように収める

図3-39 顔面のアルコール消毒

図3-40 吹き込み口の再消毒

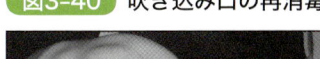

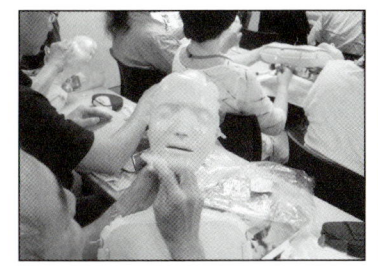

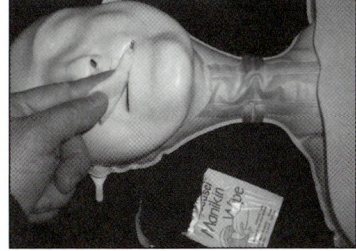

図3-41 箱への収納

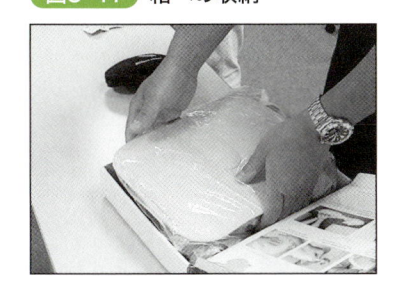

4 心肺蘇生法についてのQ&A

(1) BLSの手技への質問と回答例

Q1：なぜ心肺蘇生法の方法が変わったのですか？
A1：新しい知見をもとに，5年ごとに心肺蘇生法のガイドラインが変更されているからです。

　世界共通の心肺蘇生法のガイドライン，つまり心肺蘇生法をどのような手順と方法で行うかという指針を出しているのはILCoR (International Liaison Committee on Resuscitation)，国際蘇生連絡協議会という組織です。世界中の心肺蘇生に関する専門家が集まり組織されたILCORで導き出された心肺蘇生法のガイドラインをCoSTR (2005International Consensus on CPR & ECC Science with Treatment Recommendations) といいます。このCoSTRを踏まえて，各国が自国の特徴や事情に合わせて，それぞれ心肺蘇生法の手順や方法を作ります。例えばアメリカならばAHA (American Heart Association)，ヨーロッパならばERC (European Resuscitation Council) という組織がそれぞれ心肺蘇生法のルールを作り，日本では日本版救急蘇生ガイドライン策定小委員会という組織が日本の心肺蘇生法のガイドラインを作っています（図3-52）。

　前回の心肺蘇生法ガイドラインは2000年に提示され，その時は胸骨圧迫と人工呼吸は15：2で行われていましたが，新たな研究結果を考慮し，心肺蘇生法ガイドライン2005では30：2になるなど変更されたのです。

Q2：胸骨圧迫をした際に肋骨は折れませんか？
A2：折れることもあります。

　人間は年齢を重ねるごとに骨がもろく折れやすくなる傾向があります。心肺停止になる人は高齢者に多いので，当然骨が折れやすい場合もあります。しかし，胸骨圧迫の効果が高い深さは40mm〜50mmといわれています。肋骨骨折を恐れるあまり胸骨圧迫が浅くなっ

図3-52 CoSTRを元にした心肺蘇生法ガイドライン作成の流れ

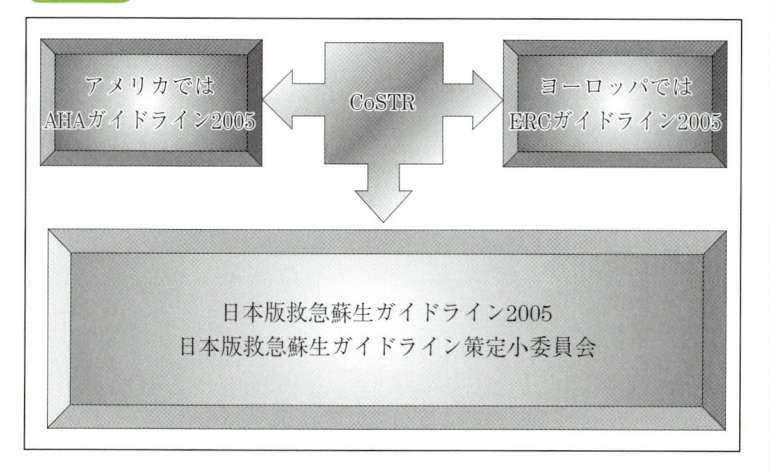

```
アメリカでは              ヨーロッパでは
AHAガイドライン2005  ←  CoSTR  →  ERCガイドライン2005
                          ↓
              日本版救急蘇生ガイドライン2005
              日本版救急蘇生ガイドライン策定小委員会
```

てしまっては血液の循環が得られません。

　また，肋骨が折れても蘇生すれば治りますが，心臓は30分放っておくと元に戻らなくなってしまいます。肋骨骨折を恐れず，しっかりと胸骨圧迫を実施しましょう。

Q3：胸骨圧迫のリズムを教えるよい方法を教えて下さい。
A3：道具を用いる場合では，メトロノームが効果的です。

　胸骨圧迫のリズムは1分間に100回のテンポとガイドラインに明記されています。しかし，このテンポは1秒に1回では遅く，2回押すと速すぎるというように，実際にどのくらいのリズムなのかが初めて胸骨圧迫を行う人にとってはわかりにくいようです。そこで，まず正確なリズムを示す必要があります。

　道具を用いる場合では，メトロノームが効果的です。メトロノームを100回／分のリズムに設定し，胸骨圧迫を行う際は常に鳴らしておくとよいでしょう。

　また，道具がない場合は歌で覚えることもできます。100BPM★に近い曲は「アンパンマンマーチ」「夜空ノムコウ（SMAP）」「地上の星（中島みゆき）」などがあります。受講生の年代や背景に合わせて曲を選択し，歌いながら胸骨圧迫することにより楽しく講習することが可能となります。

★**BPM**
Beats Per Minuteの略。心拍の速さを示す単位で，通常1分間の拍動の数のこと。

Q4：心肺蘇生法はいつまで続けるのですか？
A4：しっかりとした呼吸が回復したり，救急隊が到着するまで続けましょう。

　日本版心肺蘇生法ガイドライン2005では「継続する胸骨圧迫」が重要としています。ですから，反応と呼吸がないことを確認したあとはできるだけ心肺蘇生法を継続する必要があります。中断するのは以下の3つの場合のみです。

1. 体の動きが見られ，正常な呼吸が回復した場合
2. 救急隊が到着した場合（救急隊が到着し，「心肺蘇生を変わります」と言われるまでは続ける）
3. 心肺蘇生を実施している者に危険が迫った場合

　また，AEDを使用する際や倒れた人を安全な場所に移動する場合を除いて，できるだけ心肺蘇生を続けて下さい。特にAEDは何かしらの対応が必要な場合は自動的に音声を発しますので，それまでは心肺蘇生をやめないで下さい。

★レスキューブリージング
心肺停止の確認後に最初に行う2回の人工呼吸をいう。救命＝レスキューという語源からこの言葉がある。

Q5：人工呼吸（レスキューブリージング★）は必ず行いますか？
A5：必ずしも必要ではありません。

　確かに人工呼吸は心肺停止状態において重要な手当てですので，実施することが望ましいものです。しかし，口から血が出ていたり，ポケットマスクなどといった感染を防ぐ道具を持っていなかったりした場合は実施しなくてもやむを得ないとされています。また，一般市民が救急車到着までに行った心肺蘇生法のうち，胸骨圧迫と人工呼吸を行ったグループと胸骨圧迫のみを行ったグループを比較したところ，予後に大きな差がないという研究結果を報告している論文[1]もあり，胸骨圧迫のみでも充分な効果が期待できます。

　もし，胸骨圧迫のみを実施する場合は「Q4：心肺蘇生法はいつまで続けるのですか？」の通りに実施し続けて下さい。

Q6：人工呼吸の吹き込み量が分かりません。
A6：心肺蘇生用人形の胸が少し上がるくらいです。

　人工呼吸の吹き込みの量は以前のガイドラインでは体重当たりのおおよその量が決められていましたが，心肺蘇生法ガイドライン

2005では「約1秒かけて，胸の上がりが見える程度の量を吹き込む」という内容に変更されました。そのため細かいことにとらわれず，心肺蘇生用人形の胸が少し上がるのが見られればよしとします。

　陥りやすいミスとしては，口の開け方が足りないために相手の口をすべて覆えず吹き込んだ空気が漏れていたり，気道確保が不十分なことが原因であることが多いようです。これらの点に注意し人工呼吸を教え，それでも入らない場合は「人に比べて人形は肌が固いため，空気が入りにくい構造になっていますので，それほど悩まないでください。また，もし胸の挙上が見られない場合でも回数は2回までとし，2回人工呼吸を実施した後はすぐに胸骨圧迫を開始してください」などフォローを加えるとよいでしょう。

Q7：子どもにもAEDを使用していいのですか？
A7：1歳未満を除き，使用してもよいです。

　小児の心停止では心室細動は少ないという報告がありましたが，それでも15％程度は心室細動であるということがわかり，心肺蘇生法ガイドライン2005から1歳以上の小児にもAEDが使用可能となりました。

　2007年には，日本でも小児（1歳〜8歳）に使用可能なパッドが発売されました（図3-54）。小児は成人に比べ体が小さいため，電気ショックの量も抑えています。成人用AEDの1回通電量150ジュールに対して，小児用パッドを用いると50ジュールの通電量になります（機種により多少の差があります）。

　しかし，まだ全国すべてのAEDに小児用パッドが入っているわけではありません。よって，もし成人用パッドしか入っていない場合は緊急避難的対応として，小児に対しても成人用パッドを使用することが認められています。

　小児用パッドに描かれているパッドを貼る位置の絵は，胸の真ん中と背中の肩甲骨の間です。これは，小児は体が小さいため，成人と同じ位置だとパッドが重なってしまい貼れないからで，胸と背中で心臓を挟む位置になっています。小児に成人用パッドを使用する場合も，パッドが重なってしまう場合は胸と背中（肩甲骨の間）に貼りましょう。

図3-53 フィリップス社製AEDの成人用パッド

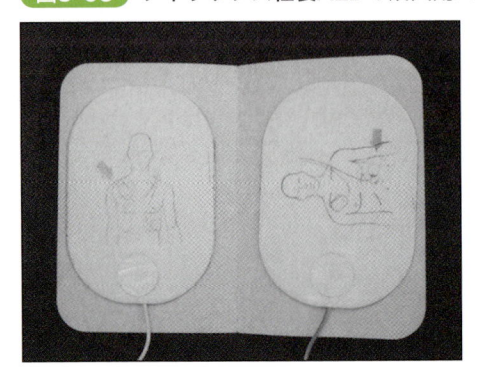

図3-54 フィリップス社製AEDの小児用パッド

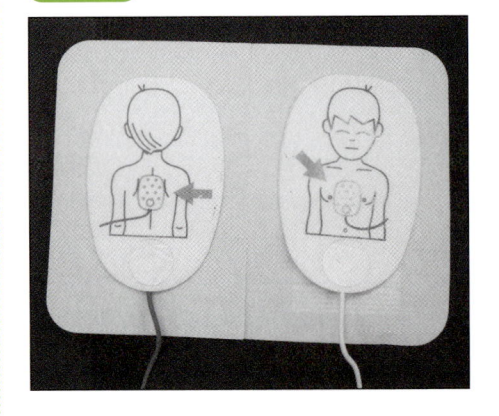

図3-55 日本光電社製AEDと成人用パッド

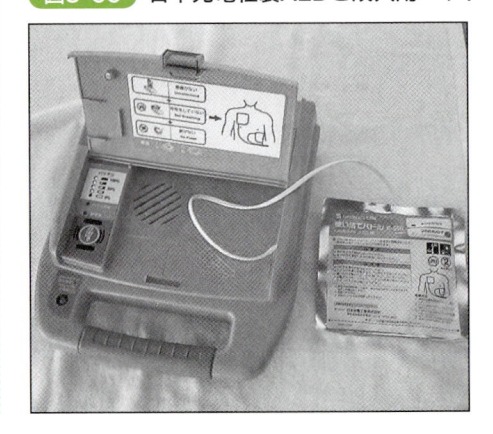

Q8：背中側が水浸しでもAEDを使用しても大丈夫ですか？
A8：いいえ，乾いたところに移動してから使用しましょう。

　ガイドラインでは「AEDは，傷病者が雪や氷の上に倒れている時も使うことができる」との記載がありますが，水浸しの場合はこれに当てはまりません。もし，このような状況でAEDを使用する場合は，まずは地面の乾いた安全なところに傷病者を移動させるべきです。それができない場合は背中の下に板などを敷いて水から離し，安全を確保して下さい。

Q9：AEDのパッドは絵の位置と逆に貼ってはいけませんか？
A9：例え逆に貼ってしまったとしても問題はありませんが，除細動の効果は不明です。

　AEDには単相性（左脇腹のパッドから右肩のパッドへ一方向に電気が流れるもの）と二相性（2枚のパッドからお互いに電気が流れるもの）があります。

　単相性AEDと二相性AEDの違いは，①電気の流れる方向，②電気量（ジュール数），③連続ショック回数です。一般的には二相性AEDの方が心拍再開率は高いといわれています。

　二相性AEDは両方のパッドから同じ電気がお互いのパッドへ流れますので，例え逆に貼ってしまったとしても問題はありません。しかし，単相性AEDの場合は一方向にしか電気が流れないため，パッドを逆に貼り，除細動をした場合の効果は不明です。

　現在，日本で販売されているAEDは全て二相性です。しかし，AEDが発売された当初には単相性AEDもありました。場所によっては単相性AEDが設置されている可能性もありますので，パッドに描かれている絵を確認して，確実に貼ることが大切です。

Q10．AEDで電気ショック後，パッドを外してもよいのですか？
A10．外してはいけません。

　AEDのパッドはショックの有無に関係なく，救急隊や医師といった医療従事者に引き継ぐまでは貼ったままにしておきます。AEDはショック後も2分おきに自動解析をします。したがってそのままにしておかなければなりません。

Q11：AEDにはどんな種類があるのですか？
A11：製造会社によって複数の機種があります。

現在日本には，三社からAEDの機種が発売されています（図3-56）。ボタンを押して電源を入れるタイプ，蓋を開くと自動的に電源が入るタイプ，本体にパッドのコネクターを挿入するタイプ，元からパッドが付いているタイプなど様々です。重要なことはまずは電源を入れ，そこから流れる音声に必ず従うことです。そうすれば，講習会等で教わったタイプのAEDと違うタイプのものを使用する場面に出くわしたとしても，間違えずに対応することができます。

図3-56 日本で発売されているAED

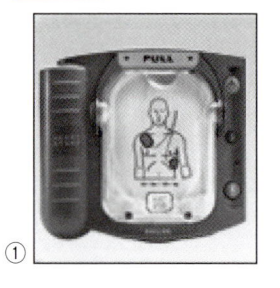

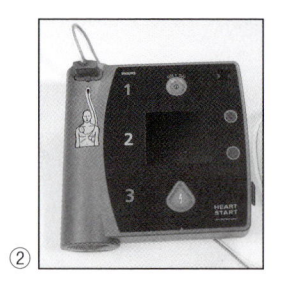

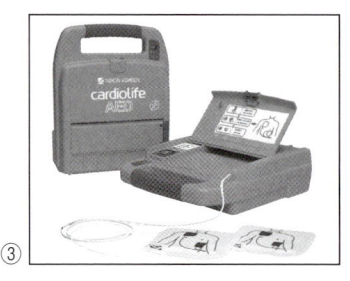

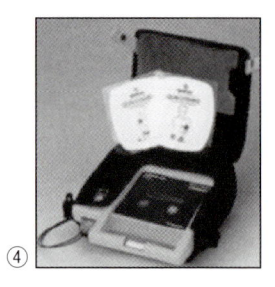

①フィリップス・フクダ電子社ハートスタートHS1
　・パッドと本体が一体化している　　・電源はレバーを引いて入れる
②フィリップス社・フクダ電子社ハートスタートFR2
　・パッドは本体に接続する　　・電源はボタンを押して入れる
③日本光電カルジオライフAED-9231
　・パッドの電極ははじめから本体とつながっている。
　・電源はふたを開けると入る
④メドトロニックライフパック500
　・パッドの電極ははじめから本体とつながっている。
　・電源はふたを開けると入る

Q11：首にけがを負っている際の気道確保の方法を教えて下さい。
A11：頭部後屈顎先挙上法を行い，しっかりとした気道確保を行いましょう。

　以前のガイドラインまでは首の骨のけが，いわゆる頚椎損傷の疑いがある場合のみ下顎挙上法が推奨されていましたが，2005年の心肺蘇生法ガイドラインから一般市民には一切関係なくなりました。

　その理由として，下顎挙上法の習得が難しいことが挙げられます。気道確保ができずに人工呼吸を行った場合，吹き込んだ空気が胃に送られてしまい，嘔吐の誘発や胸骨圧迫の効果が低下する可能性があります。このことから，心臓が停止している場合にはまずは確実な気道確保を行い，心臓の動きを戻すことを最優先に考えた結果として，下顎挙上法は行わないことになりました。

　よって，意識がなく，呼吸が停止している人に対しては，頚椎損傷が疑われる場合でも頭部後屈顎先挙上法を行い，しっかりとした気道確保を行いましょう（図3-57）。

Q12：成人と小児では心肺蘇生法の手順は同じですか？
A12：救助者が1人の場合は違います。

　成人では心臓に原因があって心停止を起こすことが多く，そのためにできるだけ早期の除細動が望まれます。したがって，一刻も早い119番通報が必要です。

　小児では呼吸が原因で心停止になることが多いため，救助者が1人の場合にはまず心肺蘇生法を優先し実施します。

　このように成人と小児では心停止になる原因が違うため，意識の確認後の手順が若干違います。

　もちろん小児の場合でも近くに人がいる場合はその人に119番通報とAEDの要請，人を集めることなど，できることを行って下さい。詳しい手順を図に示します（図3-58）。

図3-57 頭部後屈顎先挙上法

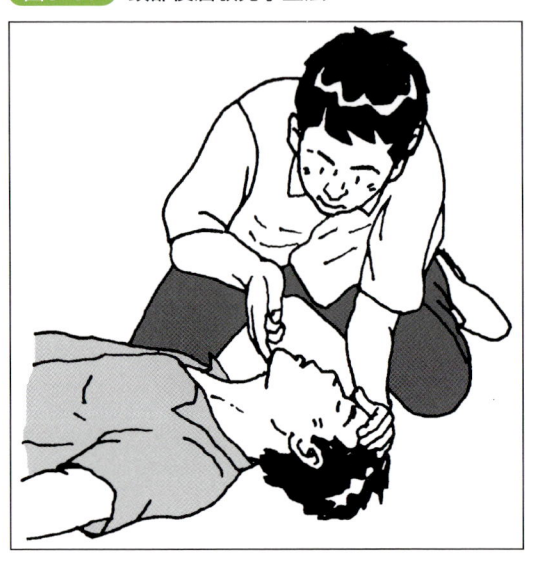

Q13. 胸に出血性の外傷があった場合はどうしたらよいですか？
A13. 止血が最優先です。

　出血している場合は，胸骨圧迫や人工呼吸よりも止血を優先します。胸骨圧迫をすることによって血が噴出してしまうと，酸素などの栄養分を運んでいる血液がなくなってしまいますので，胸骨圧迫の意味をなしません。

第3章 ● 心肺蘇生法トレーニングQ&A

図3-58 心肺蘇生法の手順

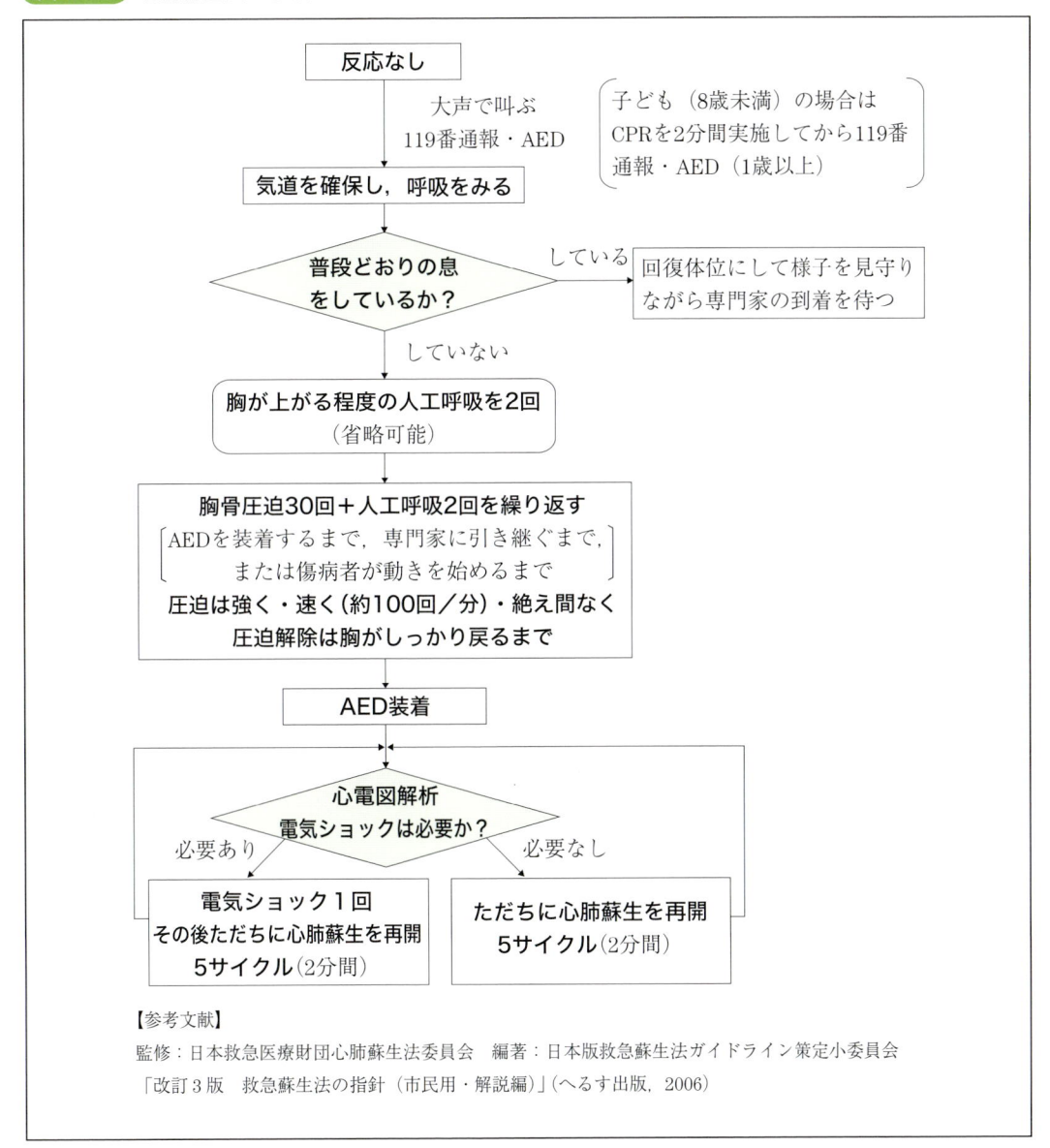

```
            ┌──────────┐
            │  反応なし  │
            └──────────┘
                 │ 大声で叫ぶ
                 │ 119番通報・AED      ┌─────────────────────────┐
                 ▼                    │ 子ども（8歳未満）の場合は  │
            ┌──────────────────┐      │ CPRを2分間実施してから119番│
            │ 気道を確保し，呼吸をみる │      │ 通報・AED（1歳以上）     │
            └──────────────────┘      └─────────────────────────┘
                 │
                 ▼
            ╱ 普段どおりの息 ╲  している    ┌────────────────────┐
           ╲  をしているか？ ╱ ──────────▶ │ 回復体位にして様子を見守り │
                 │                        │ ながら専門家の到着を待つ  │
                 │ していない              └────────────────────┘
                 ▼
        ┌──────────────────────┐
        │ 胸が上がる程度の人工呼吸を2回 │
        │       （省略可能）        │
        └──────────────────────┘
                 │
                 ▼
  ┌───────────────────────────────────────┐
  │     胸骨圧迫30回＋人工呼吸2回を繰り返す      │
  │ [AEDを装着するまで，専門家に引き継ぐまで，    ]│
  │ [または傷病者が動きを始めるまで             ]│
  │   圧迫は強く・速く（約100回／分）・絶え間なく  │
  │     圧迫解除は胸がしっかり戻るまで          │
  └───────────────────────────────────────┘
                 │
                 ▼
            ┌──────────┐
            │  AED装着  │◀─────────────┐
            └──────────┘                │
                 │                      │
                 ▼                      │
          ╱ 心電図解析       ╲            │
         ╲ 電気ショックは必要か？╱           │
         必要あり │    │ 必要なし            │
                ▼    ▼                   │
    ┌──────────────┐ ┌──────────────┐    │
    │  電気ショック1回 │ │ただちに心肺蘇生を再開│    │
    │その後ただちに心肺蘇生を再開│ 5サイクル（2分間） │    │
    │ 5サイクル（2分間）│ └──────────────┘    │
    └──────────────┘         │             │
           │                 └─────────────┘
           └─────────────────────────────┘
```

【参考文献】
監修：日本救急医療財団心肺蘇生法委員会　編著：日本版救急蘇生法ガイドライン策定小委員会
「改訂3版　救急蘇生法の指針（市民用・解説編）」（へるす出版，2006）

(2) BLS講習への質問と回答例

Q1：講義はどのような内容を含むことが望ましいですか？
A1　厚生労働省の通知では15分程度でイントロダクションとして病院外心停止者への対策及び救命の連鎖の重要性を伝え，病院外心停止者への対策及び救命の連鎖の重要性を理解することを目標に設定しています。

　具体的にどのような内容を講義するかというと，
- ◆日本における心臓突然死の背景
- ◆最近の身近な心臓突然死と救命事例のニュース
- ◆心肺蘇生法の重要性
- ◆救命の連鎖の重要性
- ◆心室細動という状態と早期除細動をすべき理由
- ◆日本国内でのAED設置状況
- ◆応急手当と法的な保護（民法と刑法から）
- ◆AED使用時の注意点

ですが，ポイントはその後に行う実技に結びつくような内容とその理由を解説することで，次の実技をスムーズにつなげることができるはずです。これらの内容にさらに地域の特徴や受講生の背景に合わせて講義内容を変更，追加することでより一層心肺蘇生法を受け入れやすくなります。老人や子どもに対しては，できるだけ難解な内容は避けましょう。

Q2：心肺蘇生法講習会は3時間のコースにすべきですか？
A2：**講習会の目的は時間を費やすことではなく，しっかりとした心肺蘇生法が実施できるようにすることです。**

　心肺蘇生法講習会の開催の指針として，厚生労働省より通達が出ています。そこには概ね3時間（180分）のコース内容が示されていますが，講習会の目的は時間を費やすことではなく，しっかりとした心肺蘇生法が実施できることが目的です。この目的が達成されるのであれば3時間から短縮することは可能でしょう。それぞれの対象や確保できる時間によって，その中で高い効果が得られるような心肺蘇生法講習の内容に臨機応変に変えていくことも必要です。

Q3：インストラクターと受講生の比は何対何がいいですか？
A3：インストラクター：受講生＝1：4といわれています。

　受講生4人に対して1体の訓練用蘇生人形を準備することが理想的です。しかし，訓練用蘇生人形は高価でなかなか多くの数を準備することは難しく，また仮に1つのクラスで心肺蘇生法講習を実施するとなると，40人の生徒では10人のインストラクターが必要になってしまいます。時間を短くし，かつインストラクターの数を少なくするための1つのヒントとしては，一人ひとりが訓練用蘇生人形を使えること，人形に触れる時間，心肺蘇生法を行う時間を多くし，全員が一度に同じ動きをすることです。そのために現在，日本でも比較的リーズナブルな簡易型心肺蘇生法人形が発売されています。このような資器材を有効に用いることで，短時間かつ少人数で効果的な心肺蘇生法講習を行うことが可能となります。

Q4：心肺蘇生法講習会はどこに依頼をすればいいですか？
A4：消防署・日本赤十字・NPO団体などがあります。

　心肺蘇生法講習会を行っている団体には，代表的な組織では市区町村の消防署，日本赤十字奉仕団が挙げられます。これらの団体に依頼することにより，自身が所属している学校や会社などで心肺蘇生法講習会を開催することが可能です。

　この他にも，心肺蘇生法講習会を展開しているNPO法人や独自組織があります。インターネットなどで検索し，受講料や受講時間などを比較し，希望に沿った内容で受講することをお勧めします。

Q5：心肺蘇生法を教えるのに医療資格が必要ですか？
A5：特に必要ありません。

　学校の授業などで心肺蘇生法を教えること自体に医療資格は必要なく，知識があれば誰でも教えることは可能です。しかし，心肺蘇生法を教える際には最低限，自分自身が適切に心肺蘇生法を習得できていることが必須であり，そのためにはしっかりとした心肺蘇生法講習会を受講することをお勧めします。なお，日本赤十字やAHA（American Heart Association）などで心肺蘇生法のインストラクターをしたい場合は，それぞれの資格が必要となりますので，ご注意く

ださい。

(3) BLS講義の展開に関する質問と回答例

Q1：受講生に対するフィードバックの方法を教えて下さい。
A1：ポジティブフィードバック，ネガティブフィードバック，コンストラクティブフィードバックなどがあります。

　ポジティブフィードバックとはよいところを褒めること，ネガティブフィードバックとは間違っているところを指摘すること，コンストラクティブフィードバックは建設的によりよい方向に導くことです。よりよいフィードバックが受講生のやる気を引き出します。詳しくは，「(5) 具体的な指導方法」(69ページ) を参照して下さい。

Q2：受講生があまり興味を示さない時はどうすればいいですか？
A2：双方向性指導を心がけましょう。

　相手の体調や受講動機によっては全く興味を示さない場合もあります。具体的な質問をしたり，アイ・コンタクトといわれる視線を合わせる非言語コミュニケーション技法を用い，受講生の信頼を得ましょう。また実技指導や質問の受け答え時には，一部の受講生と1対1の雰囲気を作らないように注意し，常に全員を意識した視線の配分に気を付けます。1人から何か質問を受けたら，一度インストラクターが質問を繰り返し，全員に呼びかけてから回答するというのもよいでしょう。

　また，受講生の背景や心肺蘇生の経験などを事前に確認することは，実技時間の配分や指導方法を決定する上で重要です。実技実習の前の雑談で「いままでに心肺蘇生法を行ったり，習ったりしたことがありますか？」などと聞くのも方法の1つです。

　そして，もう1つ重要なことが「体験してもらう」ということです。可能な限り受講生に体験してもらう時間を長く持つことが重要です。インストラクターの講義や展示，一部の受講生のみの実習は，他の受講生にとってはただじっとしている「受け身」の時間になってしまいます。できるだけ全員が体験し，体を動かしている時間を長く持つように心がけましょう。

講習全体で心がけるべきことは双方向性指導です。これはインストラクターから受講生への一方通行の指導にならないようにするということです。慣れないうちはついついしゃべりすぎてしまい一方向になってしまいます。簡便な方法としては「質問する」ことで受講生の知識や関心を引き出すことができます。受講生になにか実施させたら，相手にどうでしたでしょうかと質問をすることも有効な方法です。例えば「次は○○をしてください」→「次は何をしますか？」や，「今日のポイントは○×△でした」→「ポイントを覚えていますか？」というように，質問形式に変えることで受講生との距離を近づけることができるはずです。

（4）その他の質問と回答例

Q1：AEDの値段はいくらですか？　また，個人で購入できますか？
A1：およそ30～40万円で，個人購入も可能です。

　これまでAEDの購入は，販売している企業に直接問い合わせをするという形が一般的でしたが，2007年から大型家電店（ビックカメラなど）や小売店でもAEDが販売されるようになり購入しやすくなりました。AEDにはいくつかの種類があり，それぞれ値段も異なりますが，実勢価格はおおよそ30～40万円で，個人購入をする場合には少し高価なようです。

　AEDをレンタルしている会社（ALSOKなど）もありますので，AEDの設置を考えている方は一度相談してみるとよいでしょう。

Q2：心肺蘇生中に肋骨を折ってしまったら責任を問われますか？
A2：責任を問われることはありません。

　日本では刑法と民法の両面で，応急手当実施者を守っています。
　刑法では第37条（緊急避難時）に，「救命手当は，"社会的相当行為"として違法性を問われず，故意もしくは，重過失でなければ法的責任はない」とあります。
　民法では第698条（緊急事務管理）に，「悪意または重過失がない限り，善意で実施した救命手当の結果に救命手当の実施者が被災者などから責任を問われることはない」とあります。

このことから応急手当を実施した際に悪意や故意がなければ，たとえ方法を間違えたとしても法的に責任を問われることはありません。しかし，目の前で倒れた人に対して自信をもって手を出すにはやはり心肺蘇生法の受講が必要不可欠です。もしもの時のためにも心肺蘇生法を繰り返し習うように心がけましょう。

【参考・引用文献】

1) SOS-KANTO study group「Cardiopulmonary resuscitation by bystanders with chest compression only（SOS-KANTO）: an observational study」『The Lancet-Vol.369 Issue 9565』2007年 Pages 920-926

付録
応急手当から考える"命"の教育

　2006年冬，AED使用の一般解禁から2年が経過したことを受け，編者を中心に大学教育，医療現場などで活躍する諸氏による座談会が開かれた。AEDの普及を軸に，応急手当を児童生徒が学ぶことによるさまざまなメリットについて議論がなされている。本項では，「保健体育教室273号」（2006年）上に掲載されたこの座談会の様子を再掲する。

　座談会の出席者は以下の通り。小峯力（流通経済大学スポーツ健康科学部準教授，日本ライフセービング協会理事長），桜井勝（財救急救命東京研修所教授，成蹊学園健康支援センターセンター長，医学博士），田中秀治（国士舘大学大学院救急救命システムコース教授，ウェルネスリサーチセンター副センター長，医学博士），安田康晴（国士舘大学大学院救急救命システムコース講師，救急救命士）。

■教師は必ず心肺蘇生法を

小　峯　2004年のAED一般への解禁は，ごく普通の一般の人たちも救命の連鎖に，より深く関わるよう国が定めたことを意味します。ということは指導的立場にある教師は当然心肺蘇生法を学び，講習を受けておかねばならない。「私の学校では事故は1回も起きていない」という先生には「では自信をもって現在の心肺蘇生法，応急手当ができますね」と，問うてみたいですね。

櫻　井　教師がそうした心肺蘇生法，命の教育を行うべき理由は，実は統計的にも裏付けられるんです。こちらの比較をご覧下さい（表4-1参照）。

　教員，医療保健従事者，警察官・自衛官・消防官の3職種における凶悪犯，粗暴犯の犯罪率はなんとその他に比べると10分の1です。なぜ凶悪犯・粗暴犯のデータかというのは，これらは直接人体を傷つける犯罪です。これら3職種に就いている人は人の生き方を指導する，人の体，命というものを助けたり守ったりする仕事をしている。こうしたことに頻回に接していると，やがて生業かどうかは関係なく，気がつくと，命を大切にするという気持ちが根づいているのです。生命の尊厳にふれ，命を助けるという使命感が生まれてくるわけです。

表4-1 職種別犯罪検挙率の比較

	凶悪犯	粗暴犯	合計	職種別人口	犯罪率 (人口10万対)
教員	11	135	146	143.9万	10.1
医療保健従事者	35	196	231	202.1万	11.4
警察官 自衛官 消防官	15	82	97	174.5万	5.6
3職種合計	61	413	474	524.5万	9.1
その他の職種	8301	49117	57418	6145.5万	93.4
全体	8362	49530	57892	6666.0万	86.8

(資料出典：救急救命東京研修所 櫻井勝)

小峯 ほとんどの保健体育の先生方がそうだと思うのですが，学生時代，応急手当や救命に関する講義を受けても，どこかで医学の世界の話と感じていたと思います。保健体育の授業をするようになっても，テクニカルな項目が最重要課題になってしまう。ただ，「子どもの命を救うということは，子どもの人生を救うということ」でもあるんです。生命というと自然科学分野に捉えてしまいますが，これは人生論にも通じるという認識を持つべきです。つまり生命倫理です。ですから保健体育は，知徳体の知・体はもちろん，「徳」の部分も担うことができると思います。

■心肺蘇生法に正否はない

編集部 心肺蘇生法の新ガイドラインが公表されましたが，教科書ではすぐに反映できないこともあり，現場の先生方が混乱されていると思うのですが。

安田 混乱する原因は，心肺蘇生法をメインに教えている日赤と消防がまだ新ガイドラインにそっていないからといえますね。それを受けて，文部科学省は2007年度用教科書へのガイドライン反映を見送ったと聞いています。

櫻井 また，AEDのショック数のプログラムが新旧で統一されていないというのもあります。現状，一番危惧されるのは，"どちらが正しい" "どちらが間違っている" ということで応急手当自体をしなくなってしまうことです。"僕は旧式しか知らないからできない" となることが怖い。そういう考えは払拭していただきたいですね。

田中 AEDは音声で指示が流れますので，使っている機械の指示に従うのがよいでしょう。失敗を恐れずまずAEDを使うことをすすめたいですね。

安　田　何もしなければ助からないわけで，手をさしのべるということの大切さを伝えたいですね。

櫻　井　最近，講習会でよくお話ししているのは「心肺蘇生法や救命処置などのやり方で正しいなんていうものは存在しない。正しいというのは"その人を助けようと動くこと"」ということです。やり方は進化していくものですから。

田　中　それがまさに応急手当の意義なんです。

■AEDは革命的存在

田　中　僕はあちこちで講習をしていますが，対象は医師や看護師をはじめ，学校の先生，法律家など本当に大勢の人々です。職種によって知識は異なるけれど，その中の共通項は「街中にAEDが置いてあるけど，じゃあどう使えばいいの」ということが聞かれます。

安　田　いままでみなさん，駅にあったAEDは素通りしていたわけです。でも，講習を受けると「そういえば駅にもありますよね」となる。それまで自分の中に入ってきていなかったものがすっと入ってくる。それが応急手当への動機づけになるわけです。

櫻　井　9月8日に総務省から発表された資料によると，除細動器を使用しない場合の救命率（1ヶ月後生存率）が3.5％，使用した場合が17.5％にあがったというんですね。日本では平成3年から救急救命士の制度ができました。また現在199カ所の救命センターがあります。しかし，この10年で救命率は1％しか上げることができなかった。一方，民間にAEDを投入しただけで5倍救命率が上がったわけですよ。これまで差し引き14％の人は亡くなっていたことを考えても，これはつまり，日本の救命医療はバイスタンダーがいないと成り立たないともいえるわけです。

田　中　昨年1年間の平均値で，救急車の到着まで平均6.4分という統計があります。しかしそれは実際に救急車が走っている時間であって，傷病者の元に到着するまで実際は11分近くかかっているといわれている。発症から救急救命士が到着するまで，あるいは病院や救命センターに着くまでの間を埋めるのはバイスタンダーしかいないんです。これまでバイスタンダー教育をしてきた主力は消防です。ただ現在，消防は気管挿管や薬剤投与などより高度な救命処置の方へ傾注するようになっていますから，ますます広がるAEDの講習にはだんだん手が回らなくなってきています。ではこの救急のミッシングリンクをどうやって埋めるかというと，学校だと私は思っています。日本の学校教育で本気で取り組むことを提案したいですね。

安　田　僕は島根県の出身なのですが，今年島根県でも全校にAEDを導入しました。どういうプログラムで生徒に教えるかを考えたのですが，まず，先生が他の先生に教えら

れないという現状がありました。

田　中　もし，子どもが「お父さん，今日AED習ってきたよ」という会話を想像してみて下さい。家庭内で子から親へ教えることでバイスタンダーが増えます。また，親子の会話の糸口ができるのでコミュニケーションが生まれる機会が増えます。

安　田　子どもに講習すると，目を輝かせてきます。やってできるとすごく子どもは喜ぶんです。リアクションがすぐ返ってきます。

田　中　これは，教育者自らが子どもたちから新たな力をもらうんです。

安　田　そうです，子どもに「先生，できたよ」とニコニコと言われ，エネルギーをもらえることほどうれしいことはないですね。

田　中　私たちが児童生徒たちに伝えたいのは，人の命は大変壊れやすいもので，本当に簡単に命は絶えること。それを，子どもたちが勇気を持って取り組むことで助けられる命もある。ぜひ，僕たちの救急医療チームの一員になって欲しいということです。そうなると誰が教えるのかといえば学校の先生だと思います。

■**バイスタンダーの重要性**

田　中　救命センターの死亡率はどこも平均して約30％です。つまり10人に3人，亡くなっていく方に立ち会うということです。私はそれを20年やってきました。どんなにベストを尽くしても力及ばず毎日そうして亡くなっていく助からない命があるわけです。でももし，誰かが声をかけていれば，誰かが応急処置をしてくれていたら助かっていた命がその中に含まれているのです。もし，誰かが一番初めのミッシングリンクをつないでくれたら，救急医療で亡くなる人の数は激減すると思います。だからこそ，バイスタンダーの教育に学校で本気で取り組んで欲しいのです。心肺蘇生術を50歳60歳の人に教えても理解するのに時間がかかりますが，児童や生徒に教えれば1回でかなりのことを覚えてしまう。おそらく費用対効果の面でも違いが出るでしょう。そして，子どもが人の命を助けたという経験を持ったらどうでしょう。たぶん，その子は一生犯罪を犯すことがなくなるのではないかと思います。目の前に倒れていた人が，自分の処置で助かったら高いモチベーションを持つようになりますし，その後の人生が変わるかもしれない。でも現実に，駅で気分悪そうにしている人がいたら声をかけていく大人がどのくらいいるでしょう。「ああ，気分悪そうだな」「自分がやらなくても誰かがやるだろう」。まさに私が言いたいのはここなのです。"誰かがやってくれる"という気持ちを大人は持ちすぎている。たとえそれが無に終わってもいい，今自分からやったら気持ちがいいということをもっと児童・生徒が知ってほしい。我々救急にいる者だから提案できる「命の教育」を実現したい。どうすればこれを実現できる社会になるか，まさにいま，救急一

学校が手をつなぎ，この救急版「命の教育」を実現できたらすごく住みやすい社会になると思います。そしていかに救急医が命を助けるのみ必死になっているかを伝えて，それを児童生徒が手助けしてくれるようにしたいと思います。

■命はリセットできない
安田　ある応急手当の講習で子どもから「この人形は何回助かりますか？」という質問があったらしいんです。僕はどういう意味かわからなかったのですが，これはゲームにおける概念であるライフポイントやヒットポイントのことだったんです。倒れても復活して次のステージへいけるゲームと同じ。命はリセットできないということがわかっていない。そういう感覚があるから，いきなり人を刺してしまったりする。そんな子じゃないのにという子がやってしまう。

小峯　命をバーチャルにとらえてしまっているんです。長崎の事件の後，日本女子大（当時）の中村博志教授が「1回死んだ人間は生き返るか？」というアンケートをとったんですが，33.9パーセントの子は「生き返らない」とはっきり答えられた。ところが「生き返る」と答えたのも33.9％。それから「わからない」と答えたのが31.5％。つまり65.4パーセントの子が死んだら生き返るかどうかをはっきり言えないわけです。＜中村博志教授研究室HP＞http://www.t-junshin.ac.jp/usr/hnakamura/

櫻井　大変な問題ですね。いま，個室，ゲーム，自分のメールアドレス，自分の携帯が存在してきたことによる最大の問題点は何かというと，共通のモラルを失うということですね。一方向性の自分に都合のよい情報だけを聴き，他人の干渉を極端に嫌ったりすると，自分だけの掟ができあがっていってその掟を振りかざすことがあたかも許されているかのようになってしまう。この中で，共通のモラルに関して，最もゆるぎがないのは人の命の尊厳だと思います。現在，救命指導をしている大学生に「人の命は大切である」ということを指導中何度も口で言わせています。そうすると彼らはやがてそれが真理だと信じるようになります。さらに，（人の命を助ける）救命講習を続けることで，自分の存在意義を見いだしていくんですね。自分がやっていることが正しいと信じ，自分の口で訴えることで，生命の尊厳ということが自分の信念となっていくわけです。こうした講習に共鳴した受講生たちが今度は指導する側に回っていくんです。このシステムがもっと広がって欲しいと感じています。

■命の教育・心の教育へ
安田　私は救急救命士から消防職員を教える消防学校へ，そして縁あって体育大学で学生に応急手当を教えています。はじめは，学生にいかに心肺蘇生法の技術を教えよう

と考えていたのですが，最近はそれが少し変わってきていて，いまはいかにそのモチベーションをどう与えるかという，心肺蘇生法って何なの，AEDってどうして必要なのっていうところからやるべきだなということがよくよくわかりました。

小　峯　私がオーストラリアへライフセービングを学びに行った時に，講師が私をわざと20フィートくらいの波に溺れさせたんです。私を救ってくれた講師は「苦しいか？」と聞いてきました。「苦しい」と答えると「溺死者はもっと苦しい。その苦しさを忘れるな」と言われたんですね。この苦しさを軽減するためには，つまり事故を防ぐにはどうしたらいいかを考えながら鍛えろ。そして，鍛えたものをいかに使わないかが大切であると。ほかの学問では学んだことをいかに使うかですが，この救急医学はいかに使わずに済むかという理念があります。

櫻　井　「苦しいか」とたずねてきたというエピソードは，"本人の中に眠っているものをいかに引き出すか"ということに通じますね。人は，みんなと仲よくしたい，褒められたい，リスペクトされたい，元から持っていると思うんです。しかしいつしかそれを封印していくのが大人への道であるかのようになっている。本来，本人の持っているよい感情をいかに引き出すか，いかに体感させるか，その中で感ずるものは何か，というのが命の教育につながっていくと思います。

田　中　人を助けることによって自分が助けられる。社会に貢献していることで自分が助けられていることをもう一度再認識すべきだと思うんですね。だから救命活動はやるべきであるということになる。いまはそれを体育の教育の中でどうフィードバックしていくかということが問題ですね。

櫻　井　救急の教育という場合，保健体育の授業はまさにそのことに最適であると思います。

小　峯　教えることの喜びを感じられるということは教師にとっても大事だし，教えられることが喜びにもなるという，そんな漫画のような世界と思うでしょうが，応急手当を学ぶところにはあると思います。

■ノーブレス・オブリージュ

櫻　井　私は救命を指導するのに大きな意義を感じます。すなわち人の命を助けるということには「ノーブレス・オブリージュ（noblesse oblige，高貴な義務）」があるんです。つまり，社会的に立場ある人間が必ず勤めなければならない義務であったり責任をいいます。自分の親御さんくらいの人に感謝をされた時に，今日したことは正しかったと感じ，その積み重ねがまた立場ある人間という自覚につながっていく。社会人になって様々な立場についたときにも「自分は救命の指導者なのだから，生命の尊厳や社会モラルに

果たさなければならない義務がある」と心の神髄に根ざすことができる。

小　峯　これは「重要なキーワード」ですね。ノーサイドの精神やスポーツマンシップに並ぶ，スポーツ指導者の新しい価値観かもしれません。また，ライフセービングの世界に「セルフレスキュー」という言葉があります。まずは自分の命を自分で救うということもスタンダードにしたいと思っています。日本とイギリスの子どもに，「自分のお父さんが倒れたらどうする？」と質問したら，日本の子どもは「大人を呼びに行く」，イギリスは「気道確保する」と答えるんです。救うということが，心の中心にあるんです。具体的でわかりやすいです。それを今後は是非，保健体育が担って欲しい。言い換えれば，命を心から語れる体育教師であって欲しいと願いたい。

田　中　心肺蘇生法は学校の指導要領にちゃんと記載があるけれど実際やっていないんですね。「教科書で聞きました」という。私は違うと思います。心肺蘇生法は聞くものではなくて実行するものなのです。

安　田　汗をかくことですね。

櫻　井　生ものですよ。

田　中　問題は指導法が確立していないのだと思います。でも，学校の置かれている状況は厳しいと思います。教えなきゃいけないことがいっぱいある，授業時間は短い，その中で心肺蘇生法もやらなくてはいけない，でも自分には経験がない，そうなるとやはり本に逃げてしまいます。しかし我々医療界の常識からすると，心肺蘇生法を紙だけで教えているというのは世界中どこの国を見てもない。恥ずかしい話です。国も取り組んでいるように見せて，実行性のあることを強要しない。そこで，我々が考えたのは，こういう教材を作れる立場のものが現場の先生方に，心肺蘇生法を教えられる教材を提供するべきだと思っています。

小　峯　まさにインストラクタートレーナー。教える人を育てるということですね。

■DO FIRSTと新しい教材

安　田　（ガイドラインが）変わったからといって，いままでのやり方をやってはいけないとはどこにも書いてないんですね。みんなものが変わると，いままでのものはなしで，正しいものを学ばなければ次はやっちゃいけないなというような誤った考えがあるので，そうではない，こういうことが変わりましたよ，だけどもいままであったことをやるのは何ら問題ではない，むしろ何かあった時にはやりなさいよというようにきちっと伝えてあげないといけないですね。

田　中　2000年に助けられた人が，「私は間違った治療で助けられたのか」とは思わないですよね。正しい治療で助けられたわけです。ガイドラインが変わっても命を助ける

行為，意味は変わらないんです。

安　田　実際に（新ガイドラインは）もっとシンプルになっています。でも，受ける周りの方が「変わったぞ」と想像の世界で複雑にしてしまう。

櫻　井　CPRファースト，AEDファーストという言葉があって，CPRが先なのか，AEDが先なのかといわれますが，根本的には「DO FIRST」なんですね。誰か倒れていたら，ともかくアクションしようよと，動こうよと。一番大切なことはそれで，正しい心肺蘇生法はといったら，倒れている人間がいたら何かをしようと動くこと，この一点に尽きると思います。

小　峯　人としてバイスタンダーになろうということですね。

安　田　「手当」という言葉がありますが，これは「手を当てる」ということです。さきほど言われた「DO　FIRST」はまさに「手当」なんです。駅で倒れている人に対して「大丈夫ですか？」と手を当てるというところから始まる。

田　中　僕らが一番やりたいのは，命を助けることであって，心肺蘇生法を教えることではない。そのツールとして心肺蘇生法を使いながら，命を助けることの大事さ，またそれを他の人に伝えることで自分自身の魂が浄化されていくでしょう。人が持つ本来の「よい感情」をもう一度引き出すのです。それを目標にしてできたのがこのDVDです。僕らの手で作りました。子どもが人の命を助けるという視点でものを考えたときに作ったDVDなんです。食事をしていてお父さんが倒れた時に，どうやったらお父さんを助けられるか考えてみましょうという20分の内容です。これを先生方に授業でまず流してもらう。その後この内容をディスカッションしてもらう。そこで生徒たちが命について考えた時に，人形を出してきて実技をさせるわけです。その人形もこれまでは大きな重いものでしたが，息を吹きこんでふくらませるものができました。実技DVD付きで4,000円台ですから，子どもたち一人ひとりが深く学習できる革命的なツールです。

■救命を競いあう体育教官室

田　中　救急医学はまさに読んで字のごとく，急に発生した病気を治す医学です。通常予防はあり得ません。しかし，それを予防するというのは，バイスタンダーを育てることによって予防救急医学という分野ができるんですね。

小　峯　現場からいえば，救命救急センターのドクターをいかにひまにできるかということです。バイスタンダー（現場）が「これだけ完璧にやったんだから，あとは頼む」と（医師たちに）言えるような世界にしたい。体育教師は生命を預けられている。人生を預かっているという感性がより求められると思います。そして万一の時にも，救命救急センターの医師たちに，あの学校から運ばれてくれば家族の元に戻る可能性のある処

置がされていると思わせて欲しい。保健体育教官室が「私たちは最高だ」と思えます。「救命が確かな体育教官室」が増えて欲しいと思います。

(以上，2006年12月発行「保健体育教室」から再構成)

索引

あ

アイ・コンタクト　68，69，73，114
ERO　102，103
一次救命処置　1，2，12〜14，53，54，59，92
一定頻度者　57，59，60，61
命の教育　19，20，21，28，35，40，41，42，117，120
命の重要性　19，28，38
医療従事者　12〜14，19，57，107，118
インストラクター　68，100，113〜115
ウツタインデータ　17
AED　1，2，11〜18，20，21，26，28，30〜32，34，35，37，38，42〜44，50，53〜63，65，66，70，78，81，82，89，92，95〜100，104〜109
AEDトレーナー　25，35，37，42，44，66，97，98
AHA　102，103，113
NPO　6，57，113
応援の要請　1，20，26，28，29，30，35，38，42，43，49，55，56，58，81，82，83，90，92，94，95
応急救護処置講習　6
応急手当　1〜3，6〜8，13，14，20，22，30，31，35，36，39〜42，44〜50，60，61，65，76〜78，81〜84，112，115〜119
応急手当講習　6，20
応急手当普及員　20

か

ガードマン　60
カーラー曲線　79
回復体位　5，16，43，56，58，81，85，100，111
学習指導要領　ⅲ，7，25，33，35，39，46，48，53，71，76，123
学習指導要領（高等学校）　7，8，45，47
学習指導要領（小学校）　7，8，24，33
学習指導要領（中学校）　7，8，39
学童期　9，4，13，21，65
学校内事故　9，26
簡易型心肺蘇生人形　20，21，23，29，37，38，42，44，54，58，66，89，90，92，96，101，113
簡単なけがの手当　7，8，24，33
気道異物除去　13，14，54，59，60，61
気道確保　5，7，16，34，35，37，38，43，49，51，54，55，56，60，61，63，81，82，83，85，86，90，92，93
QOL　48，52
救急医療　3，19，21，120
救急車　1，9，13，15，17，28，38，49，51，60，61，63，78，79，81，82，104，119，
救急処置法実習　53
救急隊　1，2，5，13，31，56，58，87，100，104，107
救急版「命の教育」　20，21，121
救命処置　1，19，46，119
救命の現場　19
救命の連鎖　1，15，32，34，40，49，50，53，54，63，82，112
救命率　1，2，15，17
胸骨圧迫　1，5，7，16，19，20，26〜31，34，35，37，38，40，42，43，49，54，55，56，58〜61，63，70，80，81，81，87，89，90〜93，100，102，103，104，109〜111
教職課程　53，54
口対口人工呼吸　4，7，34，54，58，60，61，63，68，80，86，87，88，96
訓練用蘇生人形　23，66，67，69，71，80，86，87，113

警察官　57, 60, 117, 118
刑法第37条　115
けが　5, 13, 20, 24, 33, 59, 68
けがの防止　8, 24, 33
現代社会と健康　8, 45
厚生労働省　13, 112
交通事故　33, 39, 46
高度な医療処置　15
公立小中学校　26
呼吸の確認　1, 5, 20, 31, 34, 38, 43, 49, 56, 58, 62, 81, 84, 85, 95, 96, 100
国際ガイドライン2005　4, 16, 27, 102, 103
骨折　5, 13, 14, 59
固定　45, 59
コンストラクティブ・フィードバック　51, 69, 114

さ

災害時の心得　59
シアトル市　11
止血　13, 14, 20, 45, 59, 100
止血法　7, 39, 60, 61
地震被害　46, 94
実技指導　27, 35, 66, 69, 72, 73, 80～92
実体験の時間　41
指導者育成講習　53, 55
自動体外式除細動器→AED
CPR　1～5, 16, 50, 102, 111, 124
社会復帰　13, 15, 46
周囲の安全確認　20, 43, 44, 49, 56, 62, 82, 94, 95, 99
周囲の大人を呼ぶ　26, 30, 34
循環器や呼吸器の解剖・生理　54, 55
小学校高学年　27, 33, 34, 35, 41
小学校中学年　24, 27, 28
小学校低学年　24, 26～28
小児用パッド　62, 66, 96～99, 105, 106
消防官　57, 60, 117, 118
人権教育の視点　40
人工呼吸　1, 4, 5, 7～9, 16, 20, 31, 34, 35, 37～39, 43, 49, 54, 55, 56, 58, 59, 62, 63, 69, 80, 81, 83, 86, 90, 92, 93, 98, 104, 110, 111
心室細動　1, 11, 13, 14, 62, 63, 105, 112
心臓震盪　11, 13, 14, 21, 25, 26, 34, 39, 36
心臓突然死　1, 112
迅速な除細動　1, 15, 32, 34, 40, 54, 50
迅速な心肺蘇生　1, 15, 32, 34, 40, 78
迅速な通報　1, 15, 32, 34, 40, 60, 61, 63, 78
迅速な二児救命処置　34, 115
心肺蘇生法　iii, 1, 4, 7～9, 14～17, 19～24, 26～29, 32～41, 45～47, 49～55, 57～61, 63～65, 70～72, 74, 76, 78, 80～88～90, 92, 100, 102, 104, 109, 111～114, 116～119, 121～124
心肺蘇生法教育　1, 4, 7, 19, 20, 21, 26, 28, 46, 65, 72, 89
心肺蘇生法講習会　6, 17, 57, 58, 65, 67, 73, 74, 112, 113,
心肺停止傷病者　9, 14, 15, 17, 26, 46, 47, 54, 57, 76
心拍再開率　18
水難事故→水の事故
スタンバンガー　4
スポーツ時の傷害　53
生命への尊厳　19, 117, 121
世界保健機関→WHO
舌根沈下　82, 83
早期除細動　17, 53, 112
早期除細動プログラム→PADプログラム
蘇生率　4, 13, 15, 17

た

体育施設管理者　60
体位の確保　45
楽しい授業　41
WHO　2, 3, 33, 47
溺水・窒息　4, 5, 13, 21
電気的除細動　13, 18
頭部外傷と頚部の損傷　5
頭部後屈顎先挙上法　51, 56, 62, 82, 109, 110
突然心停止　1, 13, 14, 26, 34

都道府県教育委員会　6
ドリンカー救命曲線　3，30，79

な

二次救命処置　1，14
二次災害の危険性　81
二相性AED　107
日常生活で起こる傷害　45
日常的な応急手当　45，47
日本救急医療財団　65
日本赤十字社　6，53，55，57，58，59，113，118
日本の疾病構造　47
日本版ガイドライン　51，70，102～105，107，109，118，123，124
ネガティブフィードバック　114
熱傷　5，13，33
熱中症　45

は

バイスタンダー　1，3，5，12～15，17，18，46，49，50，70，78，82，88，89，119，120，124
ハイムリック法　54
PADプログラム　14，17，54，65
ハラスメント　69
バリアデバイス　93，96
搬送　9，10，12，46，55，59，78，82
反応の確認　1，5，30，34，35，37，43，49，55，56，58，60～62，81，82，85，90，92，94，95
非医療従事者　57，59，60
BLS　2～5，7～11，23，25，26，29，32～35，38～44，46～48，54，55，57～59，65，66，76，89，90，102，114
BLS教育　2～7，11，24，26，40，57
非言語コミュニケーション　68，69，114
人の命を大事にする子ども　22，41
人の命を助ける努力　19
100回のテンポ　37，43，56，63，87，92，100，103，111
119番通報　1，12，15，30，31，34，35，37，43，62，63，82，95，109，111

ファーストエイド　4，5，24
フィードバック　68～71，100，114，122
プール　21，33，60，62，94
フェイスシールド　21，23，66，80，88，96
普通救命講習　9，59～61
不慮の事故　21
包帯法　7，39，59
ポケットマスク　56，58，96，104
保健体育科　4，7，8，20，48，53，88，118，123
保健体育科教員　20，51，53，118，123，125
ポジティブ・フィードバック　69，114
ボディー・コンタクト　69

ま

水の事故　21，33，46，77
民法第698条　115
文部科学省　6，7，118

や・ら・わ

やけど→熱傷
養護教員　20
ライフスキルトレーニング　2，3，33，47
ランダバーグモデル　5，24
ライフセービング　77，122，123
リスクマネジメント　17，57
臨海学校　33，21
レスキューブリージング　104
わかりやすい視聴覚教材　38

執筆者一覧

■編著

田中　秀治（たなかひではる）　　国士舘大学大学院救急救命システムコース教授

■執筆（50音順）

池田　延行（いけだのぶゆき）　　国士舘大学体育学部教授
鈴木　健介（すずきけんすけ）　　国士舘大学大学院救急救命システムコース
高橋　宏幸（たかはしひろゆき）　国士舘大学大学院救急救命システムコース
中尾　亜美（なかおあみ）　　　　国士舘大学大学院救急救命システムコース
細川　晃夫（ほそかわあきお）　　国士舘大学大学院救急救命システムコース
前住　智也（まえずみともや）　　国士舘大学大学院救急救命システムコース
松本　貴行（まつもとたかゆき）　成城学園高等学校
毛呂　花子（もろはなこ）　　　　国士舘大学大学院救急救命システムコース
安田　康晴（やすだやすはる）　　国士舘大学大学院救急救命システムコース講師

■写真撮影（第2章第4項，第3章第2項）

三宅　菜央（みやけなお）

[編著者紹介]

田中秀治(たなか ひではる)

1983年杏林大学医学部卒業,杏林大学救急医学および救命救急センターにて研修。1987年杏林大学院卒業,医学博士取得。1990年米国イリノイ州クックカウンティ病院ER。1992年杏林大学救急医学講師,同高度救命救急センター病棟医長。1995年ノルウェーベルゲン大学生理学教室客員教授。1997年杏林大学高度救命救急センター外来医長。1999年杏林大学医学部救急医学助教授。2000年東京大学非常勤講師,杏林大学熱傷センター副センター長。2001年国士舘大学体育学部スポーツ医科学科救急医学教授,杏林大学救急医学客員教授。著書に『熱傷治療のハンドブック』(総合医学社,2004),『救急処置スキルブック』(荘道社,2004),『気管挿管インストラクターハンドブック』(東京法令出版,2004),『救急救命士標準テキスト』(へるす出版,2004)など他多数。

教師のための2時間でできる心肺蘇生法トレーニング
© Hideharu TANAKA, 2008   NDC374／vi, 130p／24cm

初版第1刷	2008年6月1日
編著者	田中秀治
発行者	鈴木一行
発行所	株式会社 大修館書店 〒101-8466　東京都千代田区神田錦町3-24 電話03-3295-6231（販売部）03-3294-2358（編集部） 振替00190-7-40504 [出版情報] http://www.taishukan.co.jp
装丁・本文デザイン	大島恵里子
印刷所	三松堂印刷
製本所	難波製本

ISBN978-4-469-26661-0　Printed in Japan
Ⓡ本書の全部または一部を無断で複写複製（コピー）することは,著作権法上の例外を除き禁じられています。